1天蹲10次
2週就能徹底改善！
終結漏尿的鍛鍊法

山田典子／著
曹茹蘋／譯

前言

我在從事身體調理的Spiral Therapy擔任整體師已經七年，這段期間，服務過的客人總共超過三千人，若以施術累積時間來算則多達兩萬小時。

說起來，我會對人體產生興趣，是從小學五年級時得知指壓這項技術開始的。直到現在，我已經研究人體約莫五十年了。

在這當中，我曾經有幾次被迫思考關於小便這件事情。

第一次是在二十七歲生下長女之後，小便時變得感覺不到自己在活動肌肉。之所以造成這樣的結果，是因為生產對我的骨盆底肌群帶來了很大的負擔。除此之外，五十歲後半時受應力性尿失禁、膀胱過動症這些漏尿症狀所苦一事，也成為很重要的契機。

當時，我靠著實踐自己發明的「終結漏尿鍛鍊法」，僅僅花了兩週時間就克服了漏尿的問題。

這些經驗讓我認識到，隨著年齡增長，有意識地控制肌肉，還有對全身的感覺保有自覺，是非常重要的事。

於是，我決定把這段自我治療的過程傳揚出去，並將其當成我從六十歲開始的人生職志之一。

有一位來找我調理身體的女性令我十分難忘，她雖然是以肩頸痠痛為由來找我，並沒有直接和我商量漏尿的問題，卻在某一天，非常高興地告訴我她的漏尿問題解決了。

由此可見，那位女性對於和初次見面的人商量漏尿的煩惱，心裡一定感到十分抗拒。即便對方是自己親近的對象，漏尿也是相當令人難以啟齒的事情。

另外，過去也曾經有人因為嚴重的生理痛而來找我調理身體。生理痛和漏尿乍看之下好像無關，但其實那個人也是漏尿的高危險族群。由於那位女性表示自己開始變得感覺不到經血流出，當注意到時，衛生棉經常都已經濕透了，於是我判斷她的骨盆底肌群出了問題。

後來，我為她進行了緊縮骨盆底肌群的調理，也教了她本書所介紹的運動。

這兩位女性都因為本書所介紹的運動，刺激鍛鍊了身體內部的肌肉，漏尿症狀也因而獲得改善。

但願這個方法，能夠帶給所有女性活力十足又舒適的每一天。

◉目錄

第2章 遲遲治不好的原因

第3章 蹲下就能治好！兩週消除漏尿的鍛鍊法

一天十次、持續兩週，只要蹲下就好

強化骨盆底肌群的超簡單運動

邊做家事邊運動

第4章 現在開始也來得及！「正確小便」教學

偷懶所造成的悲慘結局

從此展開「蹲下」的生活

1天蹲10次，2週就能徹底改善！終結漏尿的鍛鍊法

序——自己就能治好「那個煩惱」！

啊！漏尿了……

因為我從事整體師這份工作的關係，客人們經常會找我商量身體方面的煩惱。

其中，最近特別常出現的話題……你認為是什麼呢？

肩頸痠痛？腰痛？膝蓋不舒服？

這三種可說是最常見的不適症狀，也確實有許多人是為了消除那些症狀而來找我。不過除此之外，現在還有一個格外引人注意的問題。

而且通常是由女性顧客提出來。

那就是漏尿。

・放聲大笑時
・打網球發球時
・把收到的米袋搬起來時
・打噴嚏時
・看到斑馬線的號誌變成紅燈而快步行走時

客人們表示，這些時候常常都會「啊！」地發現自己漏尿了。

山田小姐也有遇過這種情況嗎？

有啊，我也有遇過喔。

那麼，妳是怎麼做的呢？

這個嘛，身為整體師，我自有對策。

我想請問，客人妳又是怎麼處理這件事情呢？我嗎？我後來決定使用漏尿墊。因為我看電視上經常在宣傳這類商品，而且使用起來既方便又安心呀！

當下難以對客人啟齒的我，內心其實在呼喊著：

「咦!?那樣就結束了嗎？根本算不上是解決問題啊！」

電視廣告的確是很大力地在宣傳漏尿墊，強調包裝可愛、材質輕薄、吸收力強、即刻瞬吸，而且也不用擔心產生異味等等。

這樣的廣告詞，聽在因漏尿而心生退縮的女性耳裡，簡直是大好消息。再加上女性從十幾歲開始就一直在使用衛生棉，形狀、用法類似的漏尿墊可能也讓人比較有熟悉感，於是她們就一派輕鬆地買來使用……很好！漏尿的煩惱解決了！

但是……問題真的解決了嗎？

・因為會漏尿，所以使用漏尿墊
・在適當時機更換漏尿墊
是這樣沒錯吧？

那麼，我想請問——
假設你家廚房的水龍頭即使關緊了，水還是會滴滴答答地流下來。
這時，你會怎麼做？

可以想到的解決方法有兩種。

①在水龍頭底下鋪滿毛巾，等毛巾濕透了就換新
②更換水管內損壞的墊片

如果是你，你會選擇哪一種解決方式呢？

最好的解決方法當然是②。不管問誰，應該都會得到這個答案。

因為墊片損壞，水才會漏出來。如果不解決這個問題，漏水的情況就不會獲得改善。

即使鋪毛巾來吸收流下來的水滴，漏水的情況也永遠不會停止。非但如此，要是再繼續使用下去，之後會發生什麼事情？

墊片會損壞得更嚴重，漏水情況也會加劇。

我也有漏尿經驗

讓我們試著把這些解決方法套用在漏尿上吧！鋪毛巾以漏尿對策來說，就等於是使用漏尿墊。就算鋪毛巾，漏水問題還是不會改善。也就是說，**即便使用漏尿墊，漏尿的症狀依然不會停止發生。**

我希望各位能夠明白這一點。換句話說，這個方便的漏尿墊其實值得提防。

這是因為——

就如同漏水問題沒辦法用毛巾解決一樣，漏尿墊也無法解決根本問題。假使完全依賴漏尿墊，將會招致非常悲慘的結局，千萬要小心留意。

接下來，我將在本書中詳細說明其中的原因，以及如果放置不管，將會迎來何種悲慘的結局。

一如我在「前言」中提到的，我也有過漏尿的經驗。

平時的我，經常長時間坐在電腦前，隨著時間一久，就會漸漸感受到尿意。

一般人在使用電腦時，即使有了尿意，也常常會想著「再等一下，等我處理到一個段落再去」，而稍微忍住不去上廁所，對吧？那一天，我也是忍到了一個段落後，才站起來要去廁所，結果……站起來那瞬間，我漏尿了。

順便說明一下，我的電腦離我家廁所只有不到三公尺喔。儘管如此，我還是來不及。也就是說，當時的我正處於墊片損壞、無法確實將水（尿）擋住的狀態。

因此，我光是站起來就漏尿了。

察覺這一點後，應該說，有了這次的體驗之後，我便以至今我所學到的知識為基礎，只要有空就認真進行鍛鍊。

結果兩週後，我的漏尿症狀就完全消失了。

換句話說，只要知道造成漏尿的墊片在哪裡，還有該怎麼做才能讓墊片恢復功能，只需短短兩週就能獲得成果。

水管的墊片只能更換，漏尿的墊片卻可以透過鍛鍊來恢復功能。

尿失禁的四種類型

那麼接下來，就讓我們一起學習解決漏尿問題所需要的知識，然後實際進行鍛鍊吧！

啊，在開始之前——

我想先告訴大家漏尿，也就是尿失禁有以下四種類型。

因為在這四種當中，有些種類可以透過請醫生開藥來讓症狀迅速獲得改善。

另外，本書所提供的鍛鍊方法是特別針對**「應力性尿失禁」**的。只要事先知道還有其他三種尿失禁（急迫性尿失禁、滿溢性尿失禁、機能性尿失禁），就能針對非應力性尿失禁的情況進行妥善處理。

第一種「應力性尿失禁」，根據日本泌尿器科學會官網上的資料，是女性尿失禁中所占比例最高的種類，**每週發生一次以上的女性超過五百萬人。**

我的客戶們和我自己經歷過的，也是屬於這一種。這種尿失禁容易因為女性特有的條件、肌肉量、內臟的配置等因素而引起。

第二種「急迫性尿失禁」是不分男女，好發於高齡者身上的類型。

症狀是會突然因為某個原因感受到尿意，雖然急忙前往廁所，卻在抵達廁所之前尿液就漏了出來。

這種尿失禁的問題在於大腦和神經，以致膀胱無法依照大腦的命令行動。本來照理說，即使有尿意還是可以忍到抵達廁所，然而隨著年齡增長，大腦和膀胱之間的神經傳導變得不順暢，或是因為膀胱變得對尿意過於敏感，使得膀胱在沒有尿意的情況下收縮，結果導致漏尿。

第三種「滿溢性尿失禁」則是因為排尿障礙，也就是尿液因某種原因無法順利排泄出來，導致膀胱內殘尿變多，當尿液累積到超過膀胱負荷的極限後，就會滿溢出來。

會形成這種類型的尿失禁，通常是因為患者本身患有糖尿病，以致膀胱無法確實收縮，或是因為罹患前列腺肥大、前列腺癌而難以排尿。基於這項特點，此種類型大多發生在男性身上。

針對此類型的尿失禁，首先要從無法順利排尿這一點開始治療。

第四種是「機能性尿失禁」。

和其他三種不同，此種類型的患者可以正常控制小便，但由於走路速度非常緩慢，必須花很長的時間才能抵達廁所，或是因為患有失智症而不曉得廁所在哪裡，結果無法順利如廁。

對於這類型的漏尿來說，在房內擺放馬桶椅、由身邊親友每隔一段時間就勸導患者如廁都是很有效的解決方法。

漏尿問題會隨著尿失禁的種類不同，而有不同的解決對策。像第二種和第三種的漏尿皆可以藥物進行治療。

另外，不同類型的尿失禁，醫生所採取的治療方針以及平常生活中應當注意的事項也會有所差異。

如果想知道你的漏尿是屬於哪一種類型的尿失禁，最有效的方法就是到泌尿科看診，接受醫生的診斷和檢查。

本書要談的是因腹部用力、腹壓上升而引起的，能夠藉由鍛鍊獲得改善的漏尿，也就是應力性尿失禁。請各位將書中的「漏尿」解讀成「應力性尿失禁」。

那麼，接下來就進入正文吧。

第1章

漏尿的成因

自我治療必備的基礎知識

你知道什麼是「骨盆底肌群」嗎？

要消除漏尿，首先必須知道以下三個重點。

・漏尿的根本原因
・身體以外導致漏尿的原因
・錯誤的小便方式會招致漏尿

在我解說這三個重點之前，有個構造想請各位先了解，那就是名為「骨盆底肌群」的肌肉。

骨盆底肌群

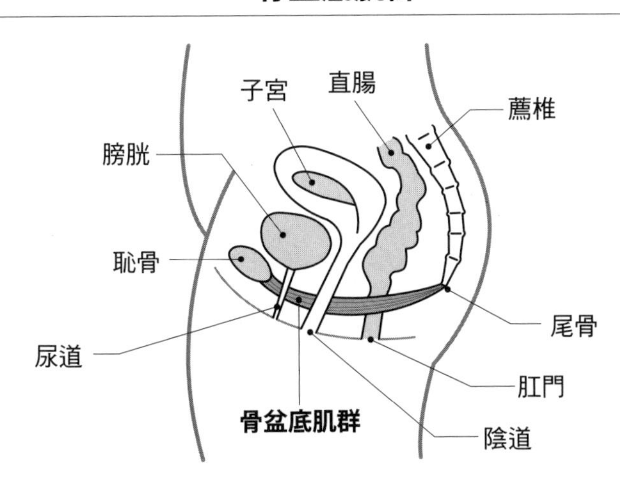

各位有沒有在女性的健康美容雜誌上，見過骨盆底肌群體操、骨盆底肌群鍛鍊法這類字眼呢？骨盆底肌群堪稱是改善排尿問題的關鍵字之一。

首先，骨盆底肌群這個詞當中的「骨盆」，指的是位在腰部周圍的大骨頭。

骨盆的底部沒有骨頭，因此形成了一個大洞。在那個洞裡，有發揮支撐內臟功能的肌肉吊床，也就是骨盆底肌群。

而骨盆底肌群的上方有膀胱、子宮、直腸等等，這些內臟都受到骨盆底肌群的支撐。

我們來感受一下骨盆底肌群的位置吧！

現在請想像自己坐在腳踏車上。這時，身體和腳踏車坐墊接觸的部分就是骨盆底肌群。

我想各位平時應該很少意識到骨盆底肌群的存在，不過透過這樣的想像，應該很容易就能理解了。

✽控制排泄的肌肉

再來我有一個問題要請問大家。這個部位為什麼不是骨頭，而是由肌肉所構成的呢？

請試著想像一下。

骨盆裡面裝了三個內臟，分別是膀胱、子宮、直腸。

膀胱是儲存尿液的袋子，前端是尿道，也就是尿液的出口。子宮是孕育胎兒的地方，前端是陰道，是嬰兒出生時的通道。

接著是直腸。直腸的前端是肛門，如同各位所知道的，它是大便的通道。

尿道、陰道、肛門是會隨著其功能，時而開啟、時而關閉的部位。假使無法開關，就沒辦法控制排泄，而負責控制開關的就是骨盆底肌群。

骨盆底肌群之所以能夠發揮控制的功能，正是因為它是肌肉而非骨頭，所以才能**控制三個出口的開關**。

請各位在腦中想像骨盆底肌群必須是肌肉的原因，以及該肌肉是如何發揮功能的。

肌肉遭到忽視的悲劇

我在「序」中有提到，漏尿是因為「墊片損壞」所引起的，而那個「墊片」就是骨盆底肌群。我想各位現在應該大致能夠想像骨盆底肌群的樣子了。

可是，你們有注意過骨盆底肌群嗎？曾經有意識地活動它嗎？

其實，骨盆底肌群可以說是一個我們在日常生活中不太會去意識到的肌肉。而且如同我在前文提過的，骨盆底肌群是肌肉，所以理所當然的只要不使用就會退化。

不去注意當然就不會使用，自然也就無法鍛鍊了。

那麼，肌肉如果不用會發生什麼事情呢？

假設有一個人因為腿骨折而住院好了。在骨頭接好之前，他臥床了好長一段時間。

後來骨折的問題康復，也獲准出院回家。

不過，骨折康復的人一出院，馬上就能以和住院前相同的速度百米衝刺嗎？

不，在那之前，他應該會小心翼翼地一步步從病房走回家。回家途中搭乘電車或公車時，他能夠和住院前一樣用站的嗎？

答案應該是ＮＯ。

住院期間，病人完全沒有使用腿部的肌肉，退化程度比想像中來得嚴重。

我想各位或許有聽說過，有些老人家骨折後腿部肌肉隨之退化，結果從此臥床不起的例子。

因此別說是百米衝刺了，說不定還必須從走路開始進行復健。

甚至還會無法隨意控制，讓人懷疑：「這到底是不是自己的腿？」而且用沒一會兒就累了。相同的道理，請各位將不使用就會嚴重退化這一點，套用在骨盆底肌群上。

另外，這一點應該也能從順天堂大學醫學系教授小林弘幸先生的話獲得證實：

「高齢者只要臥床一星期，肌肉量就會減少20％，五星期則會減少96％。」

這句話想表達的意思是，人的年紀越大，因骨折導致肌肉退化，最後臥床不起的危險性越高。

不知不覺的可怕

話題回到骨盆底肌群。

我之前有提過，大部分的人在日常生活中都不會去意識到骨盆底肌群。不會被意識到的肌肉無論有沒有退化，都不會被注意到。換句話說，人們不會發現肌肉已經退化，也不會因為退化而想要重新鍛鍊。

簡言之，我想表達的是以下兩點。

第一點，骨盆底肌群是很少人會去意識到的肌肉。

第二點則是基於第一點的理由，使得骨盆底肌群即使退化了，也會被放任不管。

由於這兩個因素，**漏尿會在不知不覺間，隨著年齡增長悄悄發生在女性身上。**

結論就是，**漏尿的根本原因在於骨盆底肌群退化。**

因為很重要，所以我要再重複一遍。

漏尿的根本原因在於骨盆底肌群退化。

那麼，該如何解決才好呢？

漏尿人口正在增加！

家電取代了身體

讀到這裡，我想各位應該都已經明白，漏尿是因為「墊片」，也就是骨盆底肌群退化所引起。

不過，骨盆底肌群為什麼會退化呢？

線索就在我之前提到的腿骨折的例子中。簡言之，肌肉沒有被使用就會退化。

骨盆底肌群為什麼會沒被使用呢？關於這一點，為了避免誤會，我想先向各位澄清，那個骨盆底肌群並非從一開始就沒有被使用。

從前的女性，比方說在昭和元年（1926年）到昭和9年（1934年）之間出生的女性，都是過著骨盆底肌群不會退化的生活。也就是**用身體做家事，自然**

而然地鍛鍊骨盆底肌群的生活。

然而，從昭和中期開始，在家負責做家事的女性，其生活開始有了劇烈的轉變，結果導致「不刻意做些什麼，骨盆底肌群就會退化」的變化來臨。那個變化是什麼呢？

請試想一下現代主婦做家事的方法。說起家事，不外乎就是打掃、下廚、洗衣服，那麼現代人是怎麼做這些家事的呢？

舉例來說，打掃是用什麼工具？

現今這個時代，應該很少有人會用雞毛撢子、掃把、抹布了吧？都是使用平板拖把、吸塵器，或是掃地機器人。

如果是用吸塵器或平板拖把，因為除了活動手臂之外，腳也會跟著移動，所以還可以達到一定程度的運動量。

但如果是掃地機器人或拖地機器人，情況會是如何呢？這種機器人是只要按下開關，主婦就算完全不動，地板也會自動變乾淨的方便道具。

看到這裡大家應該都知道，掃地已經成為一件幾乎不用活動身體也能辦到的事情了。

接著來看看下廚又是如何。

煮飯是用電鍋來煮，可能也有人是利用微波爐。應該說，只要你想的話，幾乎所有料理都能靠一台微波爐做出來。

做好事前備料和準備，之後只要手指一按就大功告成，真的是相當輕鬆呢！

用過的碗盤則有洗碗機會幫忙清洗。

另外，因為家裡有冰箱，所以也不用每天去購物。能夠一次採買大量食材這一點，車輛也做出很大的貢獻。有車之後，不管目的是什麼，行走距離都會縮短。

在這樣的情況下，人們根本不需要使用到腿部肌肉。

洗衣服又是如何呢？

當然，現在一般都是用洗衣機。就連烘乾衣物，也可以利用全自動洗衣機裡內建的烘衣功能。

怎麼會有這麼好的事情！真是太棒了！完全不需要花功夫晾衣服呢！

不使用肌肉的生活

由此可知，以家事這方面來說，人們的生活已經變得相當，不對，是極少使用肌肉了。換言之，「不費力」的生活已成為可能。

但是，事情並非全然值得開心。家電所帶來的影響，不是只有減輕家事負擔這樣的好事而已。

為了闡明這一點，讓我們從使用家電和不使用家電時，身體的使用程度有何差異的觀點來看吧！

首先，來看看基本家事的卡路里消耗量。

・掃地（30分鐘）　約96大卡

・用平板拖把拖地（30分鐘）　約63大卡
・用抹布擦地（30分鐘）　約110大卡
・購物（30分鐘）　約66大卡
・下廚（30分鐘）　約80大卡
・洗碗（30分鐘）　約44大卡
・洗衣服（手洗）（60分鐘）　約110大卡
・晾衣服（15分鐘）　約25大卡
・收衣服（10分鐘）　約29大卡

在現代生活裡，人們沒有做可以消耗這些卡路里的運動。

也就是說，因為把家事交給家電去做，所以沒有使用到身體的肌肉。如此一來，理所當然會發生**「本來就很少會被意識到的骨盆底肌群，又更加遭到遺忘而不被使用，而且就連沒有被使用這件事情也不會被注意到」**的狀況。

駝背是最後一根稻草!?

還有一點，有時姿勢也會成為引發漏尿的最後一根稻草。那是什麼樣的姿勢呢？……就是拱起背部的姿勢，也就是駝背。

我們經常可以看到有人採取拱背的姿勢，而這樣的姿勢對本人來說想必是很輕鬆舒服的。可是，這個姿勢會使頭往前伸、背部變圓，並且造成骨盆後傾。

這個**骨盆後傾的動作會讓臀部到大腿後側的肌肉變得僵硬，而難以收縮大腿內側肌肉，結果產生骨盆底肌群無法確實收縮的現象**。換句話說，就是漸漸變得容易產生漏尿症狀，真的是很令人困擾。

另外，由於大腿內側肌肉難以收縮、無法順利使用，因此也無法透過第3章所提到的，鍛鍊大腿內側肌肉的方法來讓骨盆底肌群恢復彈性和張力。

在這樣的肌肉狀態下，即使想要蹲下也會感覺快要往後倒，如此一來，也就無法從事接下來所要介紹的終結漏尿運動了。

原因出在小便!?

✿從小到大的誤解

我想要很唐突地請教一個問題。

你現在的小便方式正確嗎？

咦？什麼？小便方式哪有什麼正不正確的啊？想上的時候就去廁所解決啊！再說，小時候我媽媽也有確實訓練我上廁所，讓我成功戒掉尿布！所以，我現在應該是用正確的方式小便才對。

原來如此！這段經歷十分說得過去。但是，那真的是正確的小便方式嗎？

那當然！我從來沒有犯過錯，那是正確的小便方式無誤。

不，請等一下，這句話正是誤解的開端。這一連串的說明，都只有陳述你在母親的指導下，成功戒掉尿布的事實而已。

比方說，能夠確切察覺到想要小便的感覺、囤積了許多尿液的感覺。還有能夠在做好去廁所的準備之前，確實忍住小便。

未必只要能做到這兩點，就是「正確的小便」。

能夠以適當的步驟小便和「正確的小便」，兩者之間的差異非常重要！

所謂「正確的小便」，指的並不是從「想要小便」到「去廁所為止」，而是從「坐在」廁所馬桶上到「尿完」為止的這段過程。

有「好、舒、暢……！」的感覺嗎？

接下來，我想從不同的觀點提出另一個問題。

你在小便時覺得舒服嗎？
小便的時候有放鬆嗎？
你感覺得到自己正在放鬆嗎？
另外，有「好、舒、暢……！」的感覺嗎？

如果是「正確的小便」，是能夠讓人感到放鬆且舒服的。

小便很舒服？

沒錯！「正確的小便」會讓人覺得很舒服喔！
因為排泄本來就是一件舒服的事情。
再來，我要告訴各位另一個或許會令你感到震撼的事實。
「不正確的小便」，也就是**「錯誤的小便」容易引起漏尿。**

聽好了！沒有使用「正確的小便」方式，換言之，就是採取「錯誤的小便」方式，也是無法改善漏尿，甚至使其益發惡化的重大原因。

「錯誤的小便」會對身體造成負擔，是強迫身體必須現在排尿，也就是義務性的小便方式。正因為是義務性，所以一點都不覺得舒服。

其次，「錯誤的小便」對身體造成的負擔不容小覷，長時間累積下來就會引發漏尿。要是再繼續以錯誤的方式小便，漏尿情形將會更加嚴重。

之後在前方等著的就是漏便，再來是骨盆內臟脫垂（參照68頁），屆時將造成身體極度的不適。

我想，各位應該會對我到目前為止的說明產生疑問吧。比方說各位可能會懷疑，為什麼要在消除漏尿的必要知識中提到小便的方式，就讓我來解釋這一點吧！

會因為「錯誤的小便」方式承受負擔的是膀胱和尿道。「錯誤的小便」會使膀胱鬆弛，同時對尿道造成負擔（詳情會在第2章說明）。

由於控制尿道的是骨盆底肌群，「錯誤的小便」將間接傷害到骨盆底肌群。也就是說，其結果會促進漏尿問題的產生。

「錯誤的小便」方式會每天一點一滴地傷害我們的骨盆底肌群，這是非常嚴重的事情。換句話說，要消除漏尿現象就必須知道「正確的小便」方式，並且確實實行。

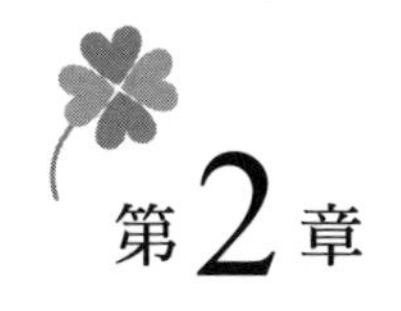

第2章

遲遲治不好的原因

漏尿墊依存症

只治標就好？

我想各位應該已經透過第1章明白「終結漏尿」的必要知識了。

在第2章裡，我會將焦點放在「為什麼維持現狀無法解決漏尿問題」上面。

為什麼漏尿問題無法用漏尿墊來解決呢？

那是因為，一般人都是基於「尿漏出來了，只要吸收處理掉就好」這種簡單的想法，而選擇使用漏尿墊。

漏尿墊在沒有解決漏尿根本原因的狀態下，被「輕易地」使用。換言之，也可以說人們是因為不了解根本原因，才會沒有想太多就選擇了漏尿墊。

關於這個根本原因，我之前已經在第1章中說明過，相信各位應該都知道具備漏尿成因的相關知識非常重要了。只要明白漏尿的成因，就能了解漏尿墊之所以稱不上解決之道的原因。

如同我在「序」中提過的，以漏尿對策來說，漏尿墊是一項很有效的手段。只不過，它是僅限於治標的有效手段。

因此，**千萬不能完全依賴漏尿墊。**

我再重複一遍，漏尿是因為肌肉功能退化所引起，一旦完全依賴漏尿墊，身體裡原本應該發揮功能的肌肉就會持續退化，導致漏尿問題始終無法解決。

漏尿墊只能治標，並非根本的解決之道。舉例來說，水管漏水如果不更換水管的墊片，就無法從源頭徹底解決問題，無論再怎麼關緊水龍頭，水還是會持續漏個不停。

同樣的道理也能套用在漏尿上。以漏尿來說，墊片相當於是……骨盆底肌群。

✽只有八條肌肉！

我在第1章中曾提到，骨盆底肌群原本就是很少會被意識到的肌肉，由於這層原因，所以往往不會受到鍛鍊，就這麼一直退化下去。明明是自己身體的一部分卻不被注意，這究竟是怎麼一回事呢？

請各位思考一下。大家知道人體中大約有幾條肌肉嗎？

五十條？還是八十條？

不，其實人體的肌肉總共有六百五十條以上。有這麼多的肌肉成天工作，在維持人體的各種機能。

相比之下，**骨盆底肌群的肌肉只有八條**，是由八條肌肉集結而成的肌群。說起來算是很小的肌肉，所以鮮少會被意識到或許也很合理吧。

再者，骨盆底肌群不像二頭肌、腹肌一樣，是會讓人想要鍛鍊得很漂亮的那種外顯的肌肉。它位在身體裡格外隱密的地方，而非醒目的位置，也就是所謂的幕後英雄。這一點，也是骨盆底肌群不易被人注意到的原因。

此外，我們知道骨盆底肌群的工作之一是適當地收縮尿道（參照31頁），如果不曉得如何保養和鍛鍊骨盆底肌群，漏尿問題就無法獲得解決。

假使對骨盆底肌群沒有充分的了解，不僅會以錯誤的方法收縮肌肉，也容易讓人就此放棄鍛鍊。

以前輕易就能辦到的事，如今卻……

骨盆底肌群雖然小，但畢竟是肌肉，一旦放棄鍛鍊就會不斷地退化。

那麼，什麼是退化呢？舉個例子來說，你有沒有什麼事情是以前輕鬆就能辦到，現在卻必須非常努力才能做到的呢？

所謂退化，就好比從前可以做好幾下伏地挺身，現在卻連一下也做不起來。儘管可以從手臂伸直撐地的狀態彎曲手臂，卻無法從那個狀態伸直手臂，把身體撐起來，這就是手臂肌肉退化所造成的結果。

無論哪個部位的肌肉都會發生同樣的狀況，只要沒有使用就會退化。**即便是很少被意識到的骨盆底肌群也一樣，倘若沒有被使用、鍛鍊，就會漸漸喪失功能。**

尤其年齡已經到了「肌肉會隨老化而衰退」的人，退化的情形會更加顯著。換句話說，鍛鍊是必須的。

不過話說回來，在那之前，還是得先知道漏尿的根本原因在於骨盆底肌群的退化，否則根本無從應對。

因為沒有認知到、因為不了解，所以沒有鍛鍊相關肌肉的想法。然後也因為這樣，才會在看了漏尿墊的廣告後覺得這種商品很方便，於是一股腦地買來使用。

明白這一點之後，讓我們來複習漏尿的根本原因吧。

趁早採取對策

相信各位在讀過第1章關於骨盆底肌群的說明後，已經明白骨盆底肌群的功能是收縮尿道、陰道和肛門這三個洞。

骨盆底肌群退化代表著尿道無法被確實地收縮，所以會產生漏尿的症狀。

不僅如此，假使不知道骨盆底肌群退化會招致何種結果而一直放置不管，漏尿的情況將會更加惡化。

在那個狀態下的骨盆底肌群等同於損壞的墊片，只能任由水一直漏出來而無計可施。所以說，把漏尿墊視為漏尿的解決之道並持續使用，就等於是放任骨盆底肌群不斷退化下去，漏尿的情形自然也會變得更加嚴重。

漏尿是因為收縮尿道的肌肉退化所引起，倘若不選擇鍛鍊肌肉而置之不理，收縮的力道將會更加衰退。

比方說，漏尿的量一開始很少，但之後卻逐漸增加，這就是因為沒有實施根本的解決對策，也就是鍛鍊肌肉，將問題放置不管的關係。

漏尿初期，發生漏尿的時機通常只會在大笑，或是打網球用力擊球時。可是如果一直置之不理，沒有鍛鍊骨盆底肌群，**之後就會演變成只是一個小動作，例如從椅子上站起來就漏尿了。**

因此，意識到骨盆底肌群的退化非常重要。再來就是要接受鍛鍊骨盆底肌群的觀念，開始進行訓練。

置之不理會如何？

我再說一次，漏尿不是放著不管就會自行痊癒的症狀（順帶一提，使用漏尿墊和置之不理是一樣的）。

什麼？可是我生產後雖然有漏尿，後來因為太忙而沒去管它，漏尿症狀也自己消失了啊！

沒錯，這種情況確實有可能發生。

懷孕後期和生產後，有時也會有漏尿的情形。但是，一般人通常會以照顧嬰兒為優先，把漏尿問題擺在第二位而不去理會。儘管如此，等到發現時，漏尿問題有可能已經解決了。

可是，**這並非自然而然地痊癒。**

嬰兒睡醒。

嬰兒因為肚子餓而大哭。

嬰兒因為尿布濕了而哭鬧。

你一定曾經因為這樣，反覆將孩子抱起來吧？

或是抱起翻身、亂爬的孩子，對吧？

身為母親，經常得反覆蹲下那麼做。而正是那個蹲下的動作間接鍛鍊了骨盆底肌群，消除了漏尿的症狀。

漏尿問題絕對不是自然痊癒的。

請各位了解，漏尿是因為骨盆底肌群退化所引起。

一旦退化，就只有鍛鍊一途可行。而且，使用漏尿墊就等於是對肌肉退化的問題置之不理。如此一來，漏尿現象非但不會改善，還會成為**使症狀惡化的最後一根稻草**。

問題出在父母的教養方式!?

對如廁產生壓力

請特別留意父母的教養方式!!

其中也有造成漏尿的根源性且深刻的原因。

那個原因，正是所有人在小時候都曾經聽父母說過的某句話。是站在父母的立場，為了順利、方便控制孩子行動而經常使用的咒語。

那句話是什麼呢？

請各位回想一下小時候。

出門前，睡前也就是上床前，或是開始上課前。大家一定在那種時候，聽過好幾次「別忘了先去上廁所！」這句話吧？

因為孩子很單純聽話，所以每次都會乖乖地去廁所小便。請回想一下那個狀況。

你是不是就算沒有尿意也小便了呢？

那句話是不是帶來了不容分說的壓力？

是不是直到現在，耳邊還是會傳來那句話？

那是不是一件儘管不講理，卻非完成不可的任務呢？

可以說，就是因為那份壓力如今仍殘留在腦中，人們才會只要有機會，就去廁所進行「錯誤的小便」。

那麼，究竟什麼樣的小便是錯誤的小便呢？

就是……**腹部用力解尿，以及明明沒有想要小便的感覺，卻硬是擠出尿來……**的那種小便。

用力把尿液擠出來的行為會產生起伏，是有強弱之分的小便。

由於這樣會對膀胱和骨盆底肌群造成負擔，因此就這層意義而言是錯誤的小便。

至於正確的小便應該是放鬆力氣之後，毫不中斷地排泄，兩者截然不同。

測量尿量的話，會發現沒有尿意卻勉強擠出來的小便，一次只會排出不到一百毫升。這種情況下，壓力會只施加於某個方向，不僅對膀胱造成負擔，也是在強迫膀胱做出不合理的舉動。

有沒有勉強小便呢？

前面所說的、勉強擠出尿液的小便方式，會對骨盆底肌群、膀胱等各式各樣的肌肉造成負擔。

不過，勉強擠出來有什麼壞處呢？

膀胱（女性）

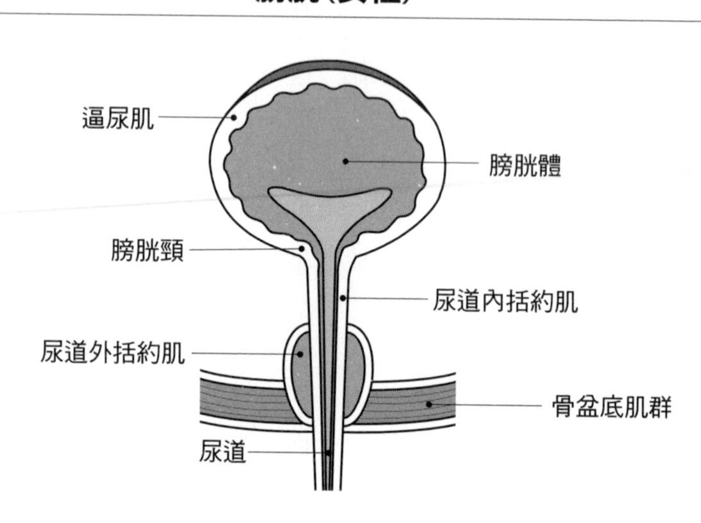

以自然方式排出的正確小便，和對膀胱施壓勉強擠出來的錯誤小便，兩者對身體帶來的負擔截然不同。

在說明這一點之前，先來看看和儲尿、排尿有關的重要部分吧！

請各位參考膀胱的圖片。膀胱的功能是儲存尿液。

膀胱是由黏膜所構成，外側圍繞著名為逼尿肌的肌肉。是無法憑藉意志力控制的肌肉。

尿液從膀胱出來時的通道是尿道，而尿道和膀胱的邊界處則有尿道內括約肌，尿道的最下方有尿道外括約肌。

這兩者在體內擔任的角色是尿液的開關。尿道內括約肌無法憑意志力控制，尿道外括約肌則可以憑意志力控制，排出或是阻擋尿液。

膀胱會隨著尿液囤積而逐漸膨脹。包圍膀胱外側的逼尿肌會在舒張狀態下擴大，因而能夠囤積尿液。

由於位在膀胱和尿道邊界處的尿道內括約肌平時為收縮狀態，因此尿液不會漏出來。這時，尿道外括約肌同樣也是呈現收縮狀態。

而排尿時，膀胱會藉由逼尿肌本身的力量自然地收縮，尿道內括約肌則是處於舒張狀態，準備將尿液排出體外。

因為尿道外括約肌能夠憑意志力收縮，所以尿液不會輕易地漏出來。心想準備小便時，尿道外括約肌才放鬆，尿液於是排出。以上是正確的小便方式。

膀胱變形

如果是透過施加腹壓來排尿，那麼共同完成這項作業的又是不一樣的肌肉了。我在此先跟各位聲明，這個小便方式並不正確。

首先第一個錯誤是，排尿者本人有「非得努力把尿排出來不可」的意志，在這種情況下會產生腹壓。

腹壓是橫膈膜（分隔胸腔和腹腔的肌肉）朝地面方向施壓的一種作用，只會從上方對膀胱造成壓力。

和正確的小便方式不同，膀胱會從上方受到強制擠壓，所以尿道內括約肌會被那股壓力嚇一跳，反而為了不要讓尿液漏出來而努力收縮。

不顧膀胱、尿道內括約肌做出的那種反應，本人的意志持續從上方施加腹壓。最後，尿道內括約肌終究會輸給壓力、排出尿液。尿道外括約肌則因為已經跟隨本人的意志放鬆下來，所以儘管不是出於身體的本意，尿液最終還是會排出來。

從整體來看，無論是對膀胱還是尿道來說，這無疑都是會帶來負擔的錯誤小便方式。

接著，讓我們將膀胱、尿道和兩條尿道括約肌的相互合作，以及與腹壓之間的關係圖像化吧！請各位看看64頁和66頁的氣球照片。

氣球代表已經積滿尿液的膀胱，用來把空氣吹進氣球的細窄部分是尿道。在尿道上下兩側，被手指按壓的部分則是兩條尿道括約肌。

在照片①~④中，排尿的通道因內、外兩條尿道括約肌放鬆而打開，於是那股想要讓氣球恢復成空無一物大小的力量（逼尿肌的力量），便將尿液（氣球裡的氣體）推擠出來。

尿道內括約肌是由不受本人意志控制、會自行舒張的肌肉所構成，會在膀胱收縮的同時放鬆。

讓尿液在準備好之前不會漏出來的則是尿道外括約肌，這條括約肌可以憑藉意志力用力收縮。也就是說，可以讓人在去廁所之前不會漏尿，等到準備好之後，只

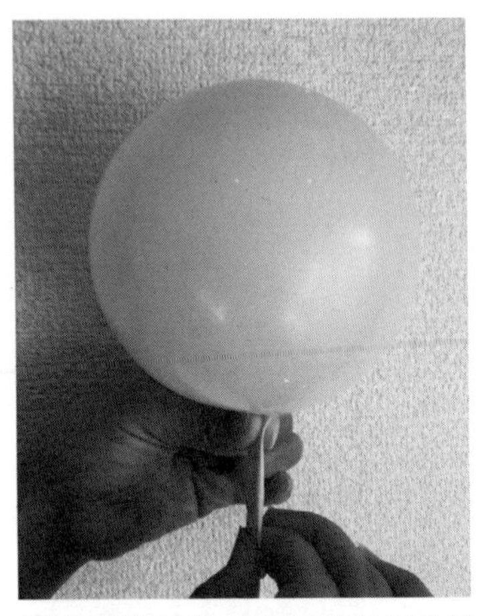

①尿道內括約肌和尿道外括約肌皆收縮的狀態。

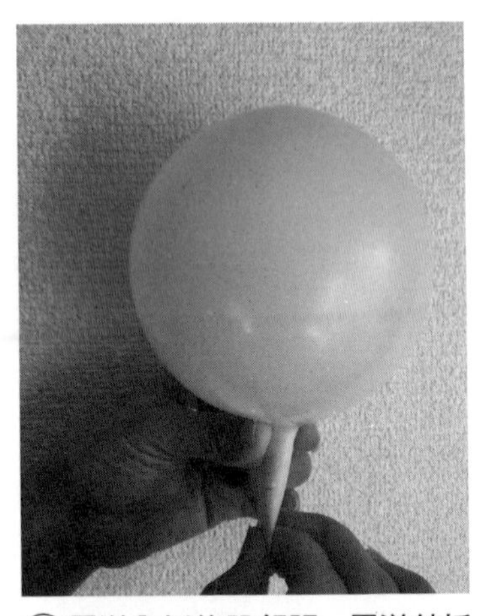

②尿道內括約肌舒張，尿道外括約肌收縮的狀態。尿液受到刻意阻擋。

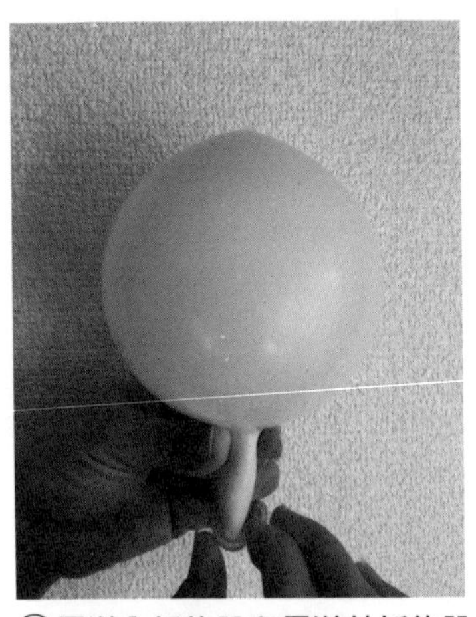

③尿道內括約肌和尿道外括約肌皆舒張的狀態。正在藉由逼尿肌的力量排尿。

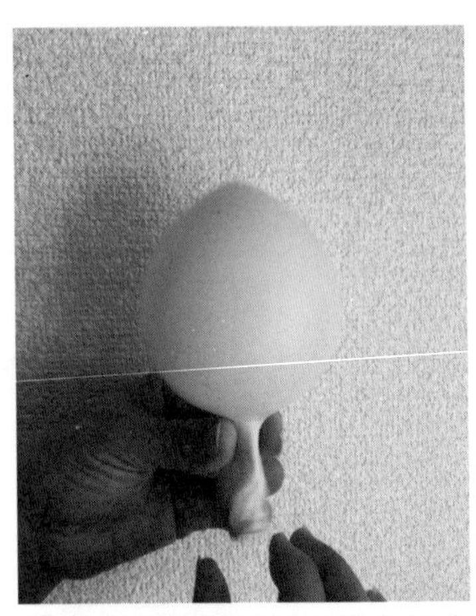

④因為是藉由逼尿肌的力量小便，所以膀胱會在保持圓形的狀態下逐漸縮小，不會變形。

要有意識地放鬆力道，尿液就會排出來。

一如照片所示，膀胱（氣球）是維持球體的形狀逐漸縮小，沒有變形。這才是正確的小便方式。

照片⑤~⑧是施加腹壓將尿液推擠出來的示意圖。

所謂腹壓是橫膈膜所帶來的壓力，也就是從橫膈膜往下施加的力道（從上方往下壓的手掌）。

施加在膀胱上的力道也是由上而下。各位應該可從照片中看出膀胱被擠壓成橢圓形了。

由於膀胱不是自然收縮，不均衡的力道會使排尿中的膀胱變形。

為了對抗腹壓的力道，尿道內括約肌會收縮以免尿液漏出來（位在相當於尿道內括約肌位置的手）。

儘管如此，尿液最後還是會排出來，完成錯誤的小便方式。

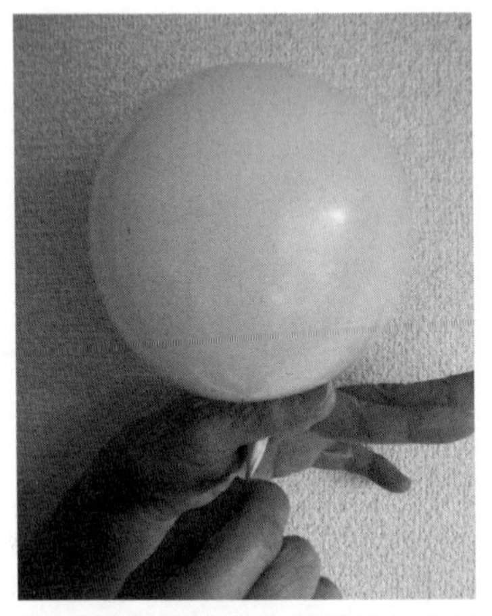

⑤尿道內括約肌和尿道外括約肌皆收縮的狀態。

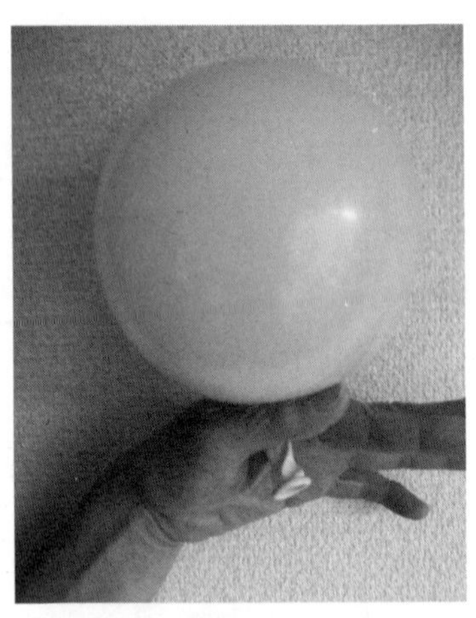

⑥尿道外括約肌舒張，尿道內括約肌還是收縮的狀態。

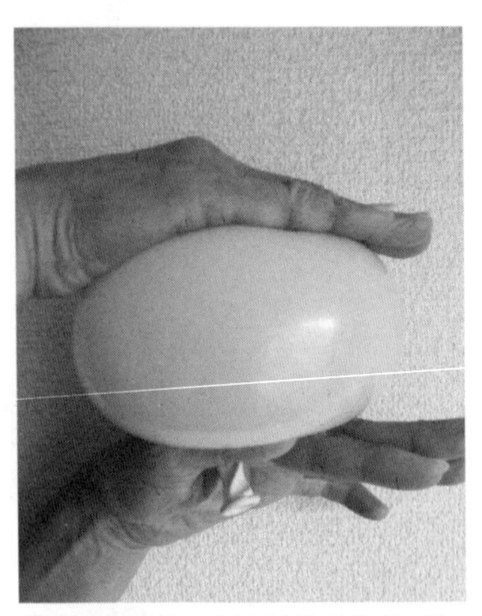

⑦腹壓產生，膀胱變形的狀態。尿道內括約肌沒有舒張。

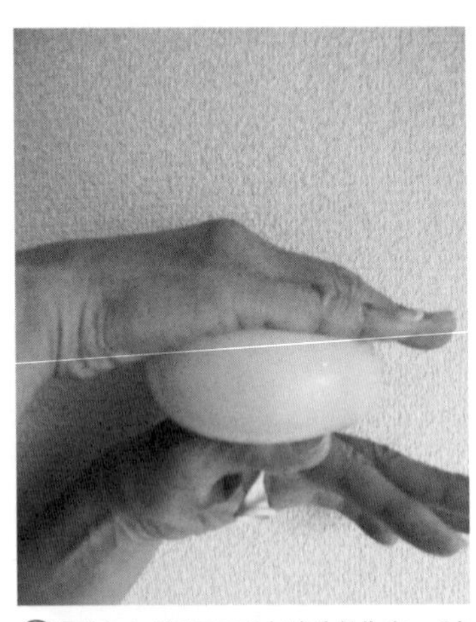

⑧尿液在腹壓下被強制排出。膀胱在變形的狀態下逐漸縮小。

骨盆底肌群也會感受到壓力

那麼，採取錯誤的小便方式會發生什麼事呢？又是哪裡不好，令人困擾？讓我們再確認一次吧！

錯誤的小便是利用腹壓對膀胱施加壓力，強制讓膀胱收縮。

這是第一個負擔。以這種形式對膀胱施壓時，膀胱無論如何都無法徹底收縮，因此**會出現殘尿感，身體也會感覺很不舒暢**。

另外，因為膀胱會被來自上方的壓力壓扁，所以每次小便時膀胱都無法以自然的球體形狀收縮。這是對膀胱造成的第二個負擔。不僅如此，尿道內括約肌儘管處於收縮、不讓尿液通過的狀態，尿液還是會強行通過，因此也會對尿道造成負擔。

再者，利用腹壓強制排尿不只會對膀胱、尿道造成負擔，也會對位於下方的骨盆底肌群垂直施壓。換句話說，也會為骨盆底肌群帶來多餘的負擔。

結果，這層層的壓力對骨盆底肌群、尿道、膀胱都造成了負擔，而這份負擔會在長期累積之下引發漏尿。

假使**每天都以平均七至八次的次數累積錯誤的小便次數，骨盆底肌群就會持續接受相同次數的傷害**，最後招致漏尿的結果。

不僅如此，如果沒有採取適當的解決方法，就這麼放任漏尿問題不管，之後還會發生更讓人困擾的事情。**那就是漏便，更嚴重的話甚至還會發生骨盆內臟脫垂**（骨盆內的子宮、直腸、膀胱掉落至陰道，從陰道跑出來的症狀）等不適症狀。因此，如何處置錯誤的小便方式，對於人生的品質，也就是今後能否過著自己覺得舒適的生活來說，是非常重要的因素。

對骨盆底肌群造成的其他傷害

便祕和肥胖也會帶來負擔

會對骨盆底肌群造成負擔的不只有「錯誤的小便」。以女性來說，人生當中有好幾件事情都意外地會對骨盆底肌群造成負擔，那就是懷孕、生產、停經、老化。

首先是懷孕。隨著懷孕週數的增加，肚子裡的胎兒會逐漸長大。如果是四足步行的動物，逐漸長大的胎兒是受到腹肌的支撐，然而人類是直立步行，因此胎兒比起受到腹肌支撐，更應該說是受到骨盆底肌群支撐才對。

骨盆底肌群必須持續支撐胎兒長達十個月之久。而且，胎兒會從受精卵的階段開始不斷、不斷地長大，也不斷、不斷地變重。在這個過程中，胎兒長得越大，對骨盆底肌群造成的負擔就越大。

接著是生產。從懷孕期間就一直努力到現在的骨盆底肌群將面臨更嚴苛的考驗。在生產的最後過程，子宮頸口會擴張到將近十公分，然後胎兒會通過那裡生出來。

這時，「用力」會有助於胎兒出生，因此做母親的必須很努力地用力。但應該說令人難過嗎？那個「用力」的動作，還有「嬰兒通過」這件事，都會對骨盆底肌群造成很大的負擔，結果使得骨盆底肌群受傷。

另外，骨盆底肌群因為沒有被充分地使用而變得僵硬，所以胎兒出生時會陰部（肛門和外陰部之間的狹窄部分）有時會裂開。為了避免這一點，生產時通常會用剪刀將會陰部剪開，而這麼做也會對骨盆底肌群造成傷害。

不僅如此，有些人還會因為骨盆底肌群的感覺變遲鈍，而一時變得無法排尿。

除此之外，每位女性還會隨著年齡增長，體驗到一件事情，那就是……停經。和懷孕、生產不同，停經也會為骨盆底肌群帶來不一樣的負擔。

請先讓我說明一下。所謂停經是指卵巢功能低下，女性荷爾蒙（雌激素）濃度下降，月經結束的現象。其中，雌激素具有補強骨盆底肌群的功能。

正因為有補強的功能，所以一旦濃度降低，就會發生骨盆底肌群的厚度變薄、變鬆弛的狀況。

再來，使出最後一擊的是老化。因為老化所產生的肌力下降也會發生在骨盆底肌群上，所以骨盆底肌群也會變得衰弱。

此外也有別的因素會對骨盆底肌群造成負擔。

一個是**便祕**。將堅硬的糞便推擠出來時，會和生產一樣「用力」。如同我在生產篇幅時說明過的，用力會對骨盆底肌群帶來相當大的負擔。經常便祕就會頻繁地「用力」，對骨盆底肌群造成的負擔也就增加了。

另一個因素是**肥胖**。體重增加會對身體許多部位都帶來負擔，骨盆底肌群要承受的重量也會隨之增加。換句話說，骨盆底肌群的負擔會增大。

儘管背負著這麼多重擔，骨盆底肌群今天還是繼續扮演幕後英雄的角色。骨盆底肌群，辛苦你了。

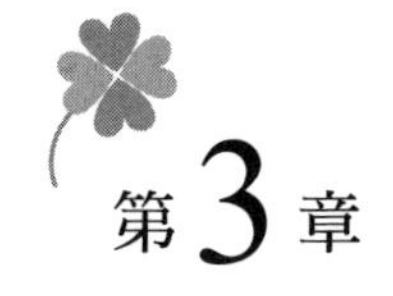

第3章

蹲下就能治好！兩週消除漏尿的鍛鍊法

超簡單的「終結漏尿鍛鍊法」

鍛鍊骨盆底肌群很困難!?

在此之前我已經說明過，漏尿的根本原因是骨盆底肌群的退化。所以，我想各位應該都已經明白既然原因出在骨盆底肌群，如果不鍛鍊它，只是使用漏尿墊來治標，也稱不上是解決之道。

因此，首先第一步就是要進行鍛鍊，以消除根本的漏尿原因。

經常有人說「漏尿就是要鍛鍊骨盆底肌群」。

照理說，只要尿道所在的骨盆底肌群能夠確實發揮功能，尿道就能夠收縮，問題也就跟著解決了。

可是，事情真有這麼單純嗎？解決漏尿問題的關鍵確實在於「骨盆底肌群」，因此經常會有人要大家把意識放在陰道、尿道和肛門上來鍛鍊骨盆底肌群，而且說得一副極其簡單又超級有效的樣子。

然而實際上，對已經為漏尿症狀所苦的人來說，這個要求的難度相當高。這是因為，許多人並不知道漏尿產生的原由經過，所以即便告訴他們骨盆底肌群容易退化，必須好好地活動鍛鍊，他們也不知該如何是好。

因為他們不曉得該如何活動那條肌肉，也抓不到那條肌肉正在活動的感覺。

實際上，漏尿正是因為過去沒有好好使用骨盆底肌群所造成的問題，如今卻要有漏尿症狀的人去意識沒有在使用的肌肉，甚至是活動肌肉，他們怎麼可能二話不說就做到呢？

坦白說，要讓自己不曾意識過的肌肉動起來，是一件非常困難的事情。

這是因為骨盆底肌群已經衰弱，以至於自己對那條肌肉的感覺變得遲鈍。

✽另覓其他途徑！

骨盆底肌群確實是我們身體的一部分，卻很少有人會去意識到，甚至是對它有所認識，所以理所當然會不了解。

既然不了解，那麼要讓已經衰弱的部位動起來，無疑是給人出了好大一個難題。

雖說是自己身體的一部分，卻不曉得該怎麼活動它才好。換句話說，要讓自己不了解的部位動起來十分困難。

既然如此，與其做無謂的努力去勉強活動骨盆底肌群，還不如另覓其他途徑。

在說明該怎麼做之前，我想先讓大家明白為何可以從其他途徑達到鍛鍊效果。

首先請各位想像一下。

我先前也曾提過，人的身上總共有多達六百五十條以上的肌肉。那麼我要請問各位了。

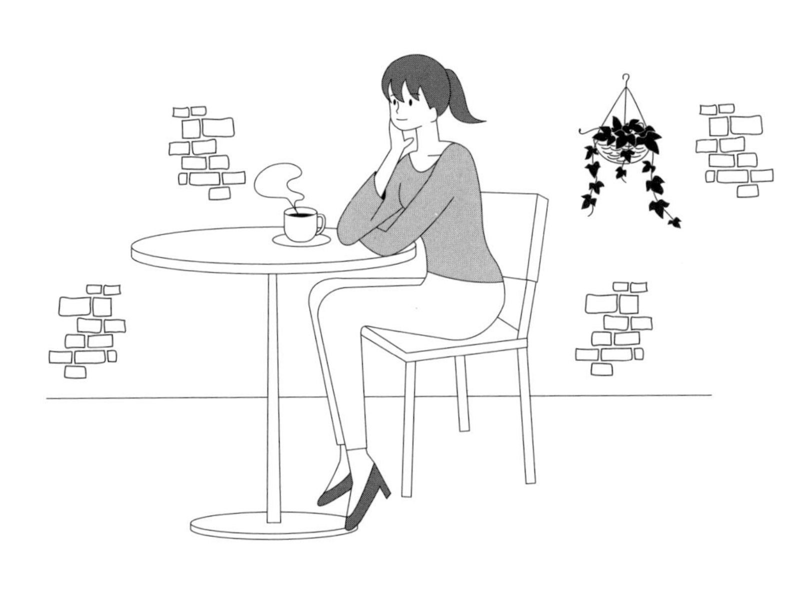

那些肌肉是各自分頭工作？還是互相合作、一起工作呢？

答案是互相合作。

舉個例子來說，假設你現在正坐在咖啡店的露天座位區，準備品嚐芳香的咖啡。

將店員送來的咖啡杯從淺碟上拿起來。

嗅聞香氣。

送到嘴邊。

將杯子稍微傾斜成方便飲用咖啡的角度。

讓杯子恢復水平。

一邊享受香氣和風味，一邊將杯子放回淺碟上。

在這整個過程中，人體運用了多少肌肉呢？

而在這些動作之中，又有哪個姿勢是可以只靠一條肌肉完成？

沒錯，一如各位所料，整個過程都會運用到許多肌肉。

因為人的每一個動作，都是在許多肌肉彼此連動、合作下產生的現象。

從四周開始進攻

只要想像一下肌肉的合作關係，就不難想到骨盆底肌群也可以藉由活動其他肌肉來達到鍛鍊效果了。

這是絕佳的突破口！

簡言之，就是利用目前能夠意識到並活動的肌肉，設法解決漏尿問題。

既然感受不到最為關鍵的骨盆底肌群，也無法直接活動它，那就從四周開始慢慢慢地進攻吧！

因此，我要很有自信地向大家推薦一套超簡單的「終結漏尿鍛鍊法」，幫助各位輕鬆有效地解決漏尿問題！

這個鍛鍊法真的超簡單，簡單到幾乎是要詐的程度！

那我們就開始囉～～

這套方法就是……。

一天十次、持續兩週，只要蹲下就好

蹲下的訣竅

總而言之，最重要的關鍵就是……這個！

首先我想請各位做的運動，**就只是單純地蹲下。**

即使不像深蹲一樣注意膝蓋和腳尖的位置關係也無妨。

說起來，有人會在使用蹲式馬桶解決小便這項自然的生理需求時，特別注意膝蓋和腳踝之間的關係嗎？說自己沒有注意才是真心話吧。

換句話說，這是緊急時刻的例外。

就像人蹲著上廁所一天也頂多只會有十次一樣，還在可以接受的範圍之內。

所以，請放心蹲下。光是蹲下就很有效果，還請各位務必一試。

只要在一天十次的範圍內長時間進行鍛鍊，就能夠收到相當的成效。不過，首先**請挑戰一天十次，最短持續兩週**。

一天十次、持續兩週，只要蹲下就好！

僅此而已。

▼最佳蹲法及其重點

1. 雙腿打開與肩同寬，（為了讓身體保持穩定）將雙手向前伸（感覺像是排隊時向前看齊）。
2. 一口氣蹲到臀部碰到腳後跟為止。
3. 一個呼吸後站起來。

＊注意事項① 蹲下和站起時如果身體會晃，就用手扶著牆壁，或是利用椅背來支撐身體。

＊注意事項② 腳踝僵硬的人，多半很難在蹲下時讓臀部碰到腳後跟，而且蹲下時還有可能會往後倒。初次挑戰這項運動時，建議最好確實遵守注意事項①，慢慢地嘗試。

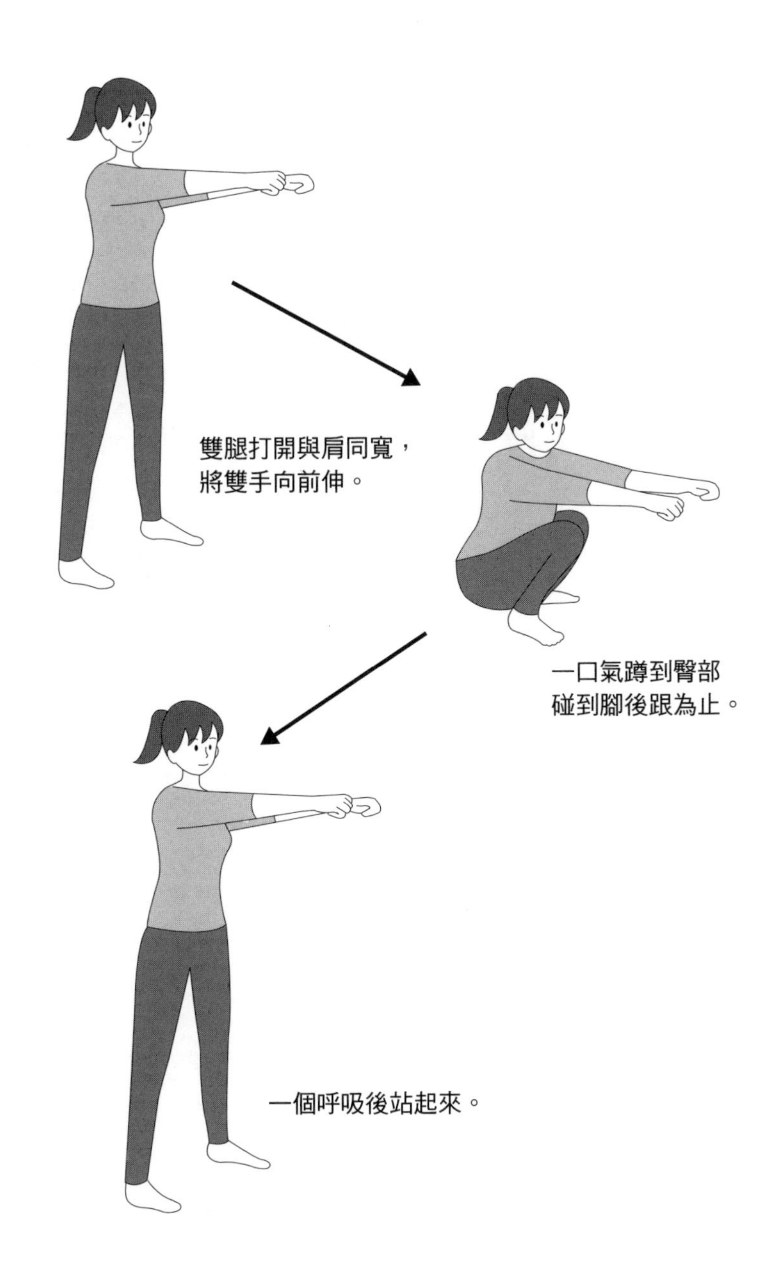
雙腿打開與肩同寬，
將雙手向前伸。
一口氣蹲到臀部
碰到腳後跟為止。
一個呼吸後站起來。

▼改善臀部碰不到腳後跟這一點的運動

請各位一邊進行接下來的腳踝運動，一邊享受臀部漸漸能夠碰到腳後跟的過程。

1. 淺坐在椅子上，將右腳踝放在左大腿上。
2. 將左手手指伸入右腳趾之間握住。
3. 用右手拇指和其他四根手指，固定右腳踝上方一點點的位置。
4. 以右腳踝為中心，用左手像畫大圓一樣地緩緩轉動腳尖十次。
5. 將腳尖往反方向緩緩轉動十次。
6. 以相同方式轉動左腳踝。

1～6為一組，一天總共做兩組。可以和蹲下運動分開進行。

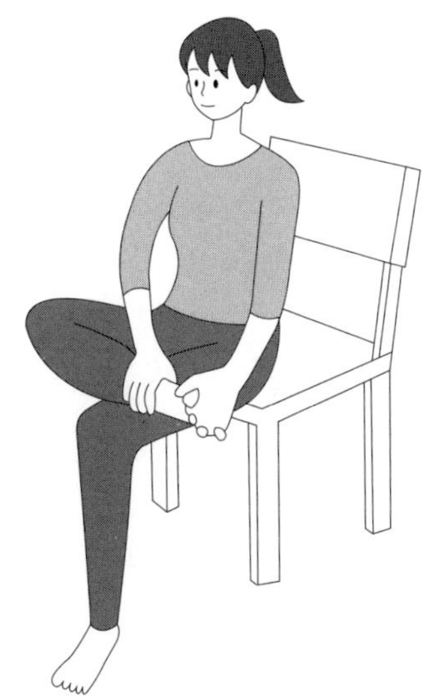

將左手手指伸入右腳趾之間握住。
用右手固定右腳踝上方，
以腳踝為中心慢慢地
大大轉動腳尖十次。

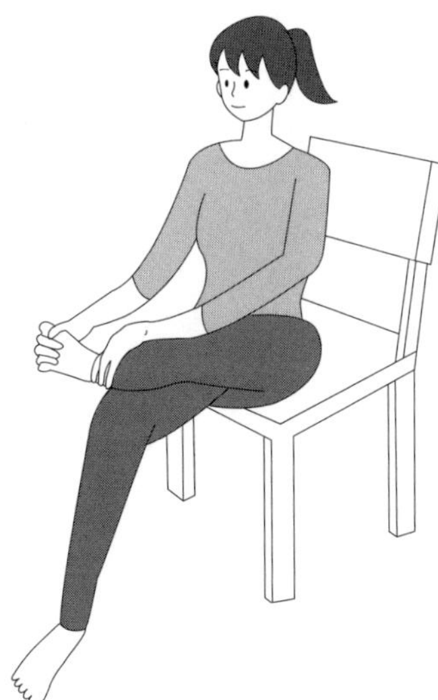

左腳也以相同方式進行。

總之，蹲就對了！

不管怎樣，請先嘗試看看蹲下運動！

想到就蹲一下。可以一次蹲十下，也可以想到的時候才蹲。

總之，蹲就對了。

比方說，蹲下來撿掉在地上的手帕，這樣也可以！

如果看到可愛的貓咪，就試著蹲下來跟牠打招呼吧！雖然可能保持一點距離比較好就是了……。

或者，也可以蹲下來欣賞路旁美麗的花朵。

只不過，站起來時要特別小心喔！

因為一開始，站起來的動作可能還不在肌肉可以承受的範圍內，對有些人而言，從全蹲的姿勢站起身也許會比較辛苦。

為了因應這種狀況，鍛鍊初期可以用手撐地，或是用手扶著附近的牆壁來支撐身體。利用椅背或許也是個好方法。

由於一開始肌肉的力量還不夠，有時身體會東倒西歪。人要從蹲姿站起來，必須以下半身為中心運用許多肌肉，是一種相當辛苦的動作。

請各位事先做好支撐身體的準備來以防萬一，每天確實地進行鍛鍊！

以下為實行「一天蹲十次」的五十多歲女性的親身實例。

＊五十多歲女性　大阪府

三十五歲以前，我幾乎每天都會上健身房運動四小時以上。後來，因為搬家的關係，變得完全不再活動身體。

★「一天蹲十次」運動的實行感想

最近，我在家時經常會突然感覺到尿意，卻常常急忙趕去廁所還是來不及。在那樣的情況下，我偶然得知山田老師的「一天蹲十次」運動，便趕緊嘗試看看。

試了大約兩星期後，趕不及上廁所的情形減少了，於是為此感到滿足的我就停止做運動，結果沒想到，來不及上廁所的情形又開始頻繁發生。我心想，這下大事不妙，於是又開始做「一天蹲十次」運動，之後過了一陣子，當我注意到時，漏尿症狀已經完全消失。多虧山田老師的這套方法，讓我從此不用在人前感到困窘、丟臉，真的非常感謝您。

所以說，持之以恆也很重要呢！

給覺得蹲下很辛苦的你

我想，一定也有人覺得蹲下很辛苦吧？像是因為膝蓋疼痛，連走路都有困難的人；或是由於髖關節僵硬，導致無法完全蹲下的人。對於這樣的人，實在很難要求他們蹲下。

如果你有這類問題，可以參考94頁中用膝蓋夾扁靠墊的運動。

另外還推薦一種更簡單的運動，那就是在做完84頁介紹過、改善臀部碰不到腳後跟這一點的運動之後揉捏腳底，如此即可進一步刺激與骨盆底肌群相連的神經。踩在青竹上也可以達到按摩腳底的效果。

接下來，我要為連這個做法都覺得麻煩的人，偷偷介紹一個簡單無比的運動。

1. 準備一個保鮮膜或鋁箔紙用完後剩下的紙軸。
2. 在紙軸的周圍纏上毛巾，用橡皮筋固定毛巾的兩端。
3. 將完成的毛巾紙軸放在地板上，然後在附近擺張椅子。
4. 坐在那張椅子上，將紙軸踩在右腳底下。左腳則踩在地上，支撐身體。
5. 用腳底踩著紙軸前後滾動十次，藉此刺激腳底。
6. 接著換用左腳底踩紙軸，右腳踩在地上支撐身體。用左腳滾動紙軸十次。

請最少一天要做一次這個運動。

雖然一天一次也有效果，但最好還是**每天做這個簡單無比的運動三次，並且持續一個月左右**，這樣很快就能見到成效。

強化骨盆底肌群的超簡單運動

用臀部走路！

用臀部走路的用意，是要藉著使用腰部一帶的肌肉來活化骨盆底肌群。

假如你覺得以長座（以兩腿伸直的狀態坐在地上）的姿勢將單邊臀部從地板上抬起來很困難，這個時候，可以想像將欲抬起那一側的腰部縮短。

等到可以抬放臀部之後，就挑戰將抬起的臀部往前帶，使其前進。

請在空間足以前進一定距離（兩到三公尺）的地方進行。

1. 雙腿伸直坐在地板上，也就是採取長座的姿勢。
2. 將右臀部往前帶，以扭動身體的感覺前進一步。這時，右腿會感覺變得比左腿長一點。接著同樣扭動身體，讓左臀部也前進一步。換句話說，就像是用臀部一步、兩步地行走一樣。重複這樣的動作，一共前進十步。嗯，大家真的非常努力呢！

3. 那麼，就再努力一下吧！下一個階段是「後退十步」。先讓右臀部往後走一步，再讓左臀部後退一步。重複這個動作，努力走完十步吧！

4. 這樣便完成了一組。真是辛苦各位了！

請每天早晚各做一組這項運動。

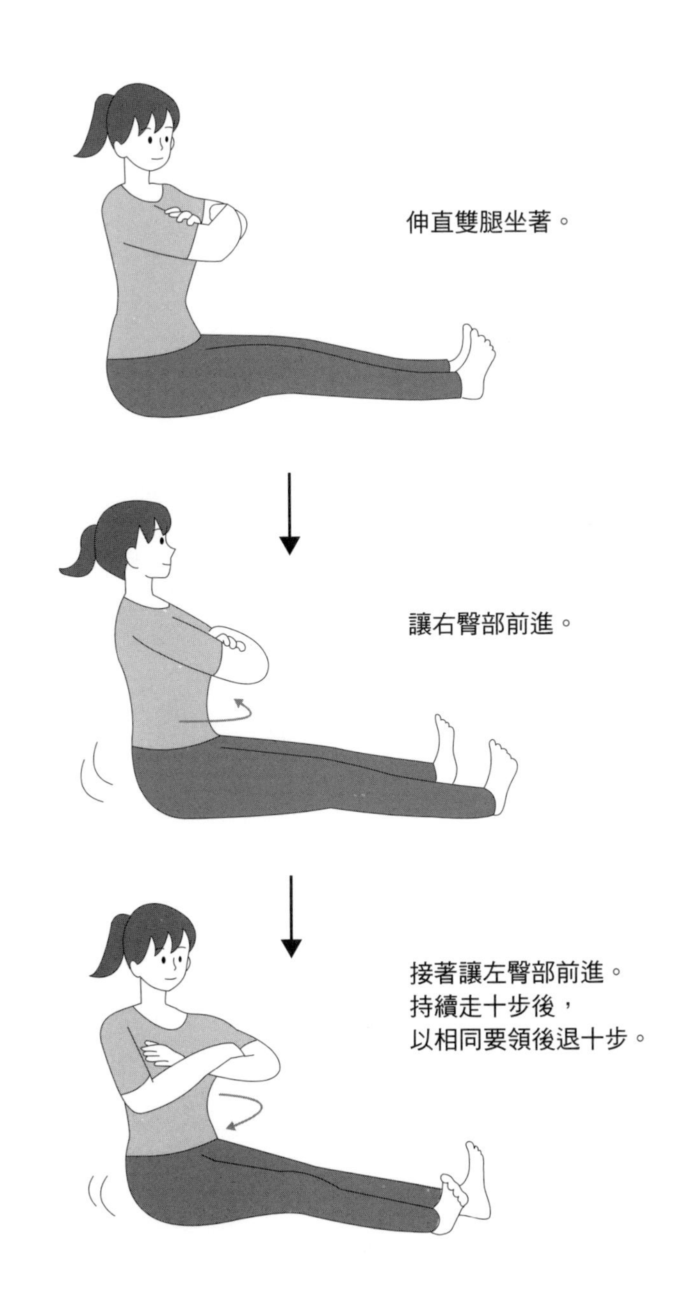
伸直雙腿坐著。
讓右臀部前進。
接著讓左臀部前進。
持續走十步後，
以相同要領後退十步。

✤把膝蓋間的靠墊夾扁！

藉由鍛鍊內收肌群（大腿內側的肌肉群），刺激骨盆底肌群。

1. 準備一個方形靠墊，或是塞有棉絮、海綿的枕頭。
2. 將靠墊或枕頭夾在膝蓋中間站著。
3. 夾好後想像要讓小腿和雙腿之間的縫隙消失，有意識地併攏小腿、大腿，縮緊膝蓋和大腿內側。
4. 每兩秒一次用力併攏雙腿，一共做十次×三組。之後再併攏膝蓋維持十秒，這個動作做一組。
5. 拿掉靠墊或枕頭，實際感受膝蓋併攏的感覺。這時應該會感覺到肌肉恢復力量了。

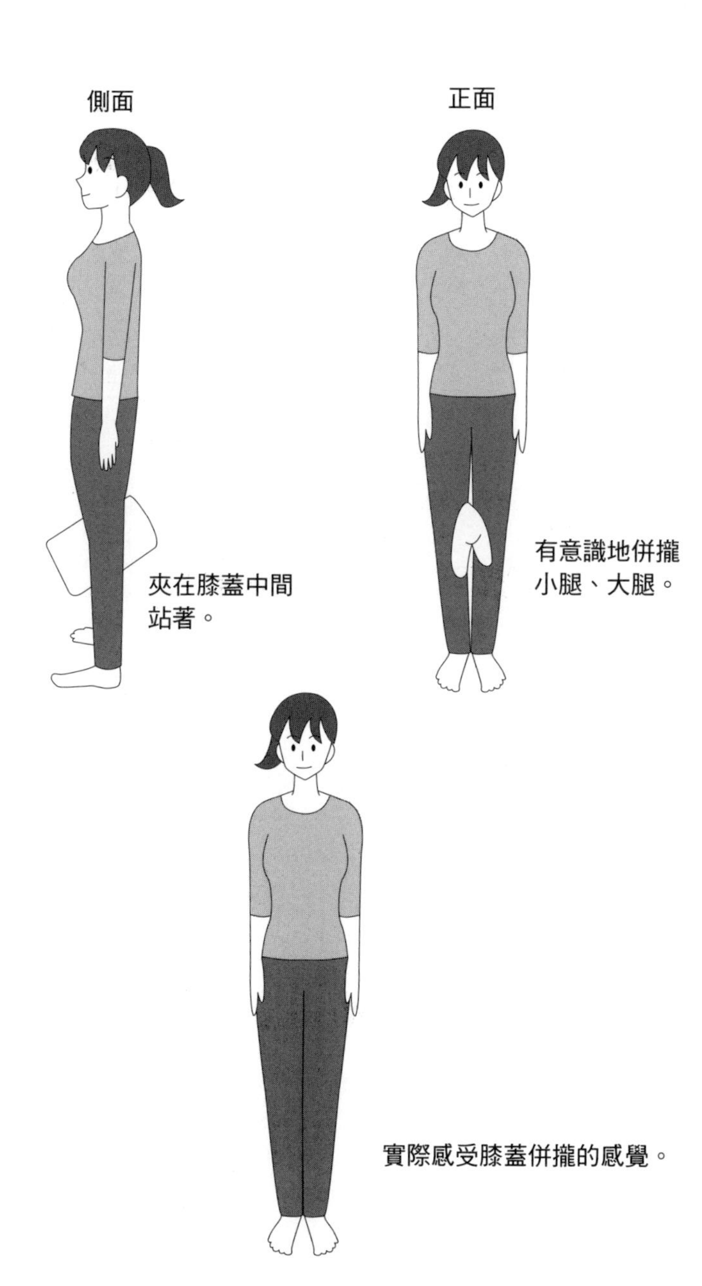
側面
正面
夾在膝蓋中間
站著。
有意識地併攏
小腿、大腿。
實際感受膝蓋併攏的感覺。

密技！膀胱按摩

我在第2章中有提過，錯誤的小便方式會對膀胱造成負擔。

而這個膀胱按摩的目的，就是為了要解決膀胱變形、僵硬的問題。

由於膀胱在腹部裡，沒辦法直接揉搓，所以這項密技的做法，是讓包圍橫膈膜等內臟的肌肉隨著呼吸大幅活動，藉此按摩裡面的膀胱。

1. 仰躺在被子上（如果已經準備好要睡覺了，就在被窩裡進行）。
2. 自然地呼吸十次。
3. 縮小嘴巴，盡量小口吐氣。吐氣的同時，要盡量讓腹部往內凹陷。
4. 一邊吸氣，一邊讓腹部盡可能地膨脹。
5. 重複進行3、4一共二十次。

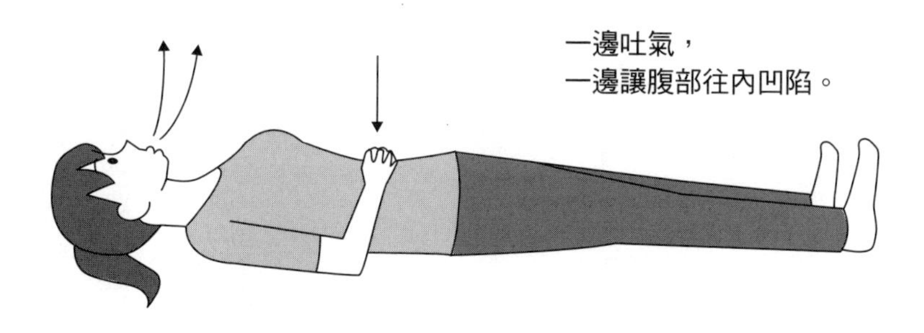
一邊吐氣，
一邊讓腹部往內凹陷。

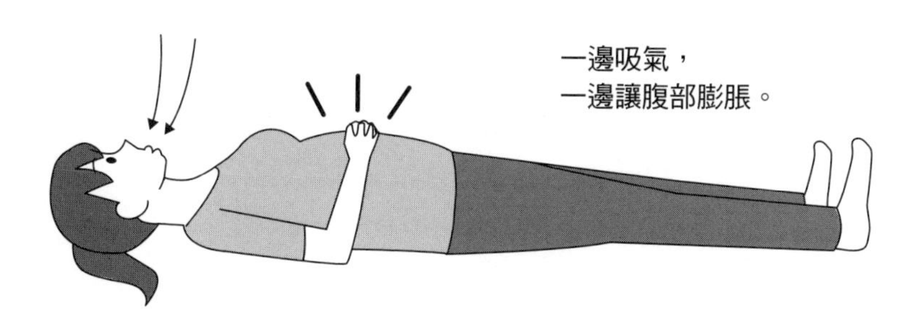
一邊吸氣，
一邊讓腹部膨脹。

尤其晚上躺在被窩裡時做這個按摩，還有能夠自然而然入眠的優點。所以，**我很推薦各位可以睡前在被窩裡進行。**

有些人會在做完二十次之前就睡著了，**不過請放心，就這麼睡吧！**不要抵抗那份睡意，讓自己獲得充足而優質的睡眠。

✿縮放腹部！

這項運動乍看好像也和骨盆底肌群沒什麼關係，不過卻意外地有效。請各位務必試試看。

做法非常簡單，是只要想到隨時都可以做的運動。

1. 雙手放在腹部上站著。
2. 盡量讓腹部內縮，同時用力短吐氣。
3. 持續一分鐘為一組，早晚各做一組。

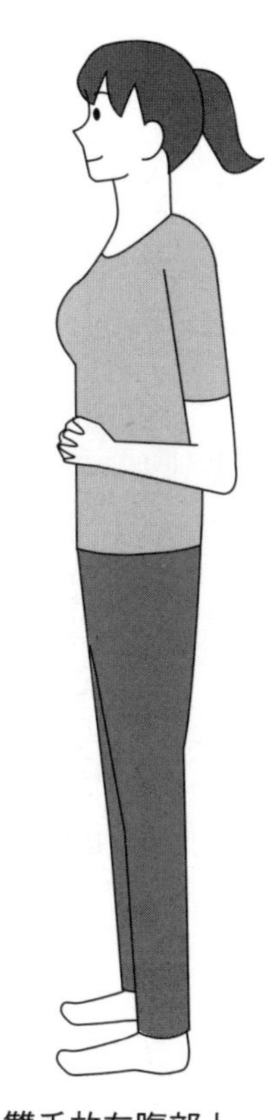

雙手放在腹部上
站著。

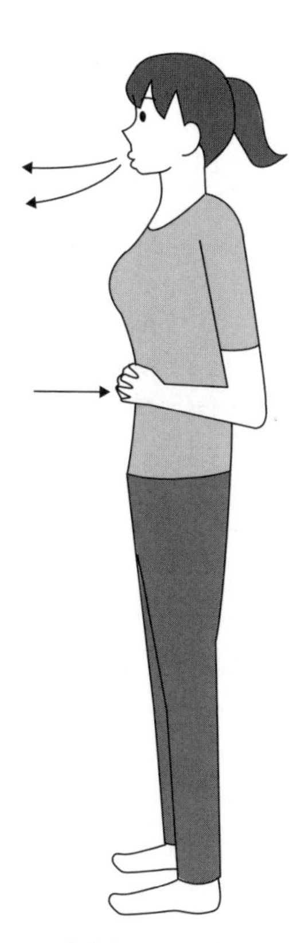

讓腹部內縮，
一邊吐氣。

那麼，我要開始解說了。

讓腹部凹陷內縮是最初的課題。如果你平常很少去意識自己的腹部肌肉，可能會覺得很難去活動它，不過請別著急，慢慢地去感受吧！

首先，雙手放在腹部上，讓腹部內縮，並且在縮腹的同時吐氣。

一邊用力吐氣，一邊讓肚子內縮。請努力讓吐氣的間隔越來越短。

請「呼、呼、呼、呼、呼」地反覆吐氣。

這樣就OK了。

如此一來就會用到腹部的肌肉。只要有意識到自己正在使用腹部肌肉，這樣就夠了。

即使感覺不到腹部在動，實際上仍有給予骨盆底肌群細微的刺激，而骨盆底肌群的力量、作用也會因此逐漸提升。

將意識放在目標部位的重要性就在於此。不過，這麼做所能獲得的效果還不只如此，更令人高興的是，這個運動**除了終結漏尿之外，還有消除小腹的功效**。

可以說是使用肌肉的加乘效果呢！

所以，**請各位早晚各做一組一分鐘的縮放腹部運動吧。**

逐步進行，讓自己能夠理解每一個過程非常重要。因為那個過程會幫助我們將大腦所想的事情傳達給應該工作的肌肉，讓肌肉依自己的想法活動。

比起一開始就能順利做到，一步步確實完成每一個過程，更能讓身體和大腦產生連結。

雖然可能得花一點時間，但是這樣的做法更能夠幫助身體記憶，進而對未來產生助益。

邊做家事邊運動

✤晾衣服時

接下來，我要介紹可以在做家事時進行的運動。只要撥一點注意力在運動上，就能夠鍛鍊肌肉，提升骨盆底肌群的力量。讓我們一邊使用家電輕鬆做家事，一邊鍛鍊肌肉吧！

如果是使用全自動洗衣機的人，或許就沒有鍛鍊肌肉的機會，不過晾衣服時是個大好時機。

這麼做可以鍛鍊內收肌群，也就是大腿內側的肌肉，並且間接鍛鍊到骨盆底肌群。

1. 將洗好的衣服放進籃子，搬到晾衣場。
2. 蹲下來從籃子中取出洗好的衣服。
3. 站起來晾衣服。
4. 重複2、3。
5. 晾好所有衣服，運動也做完了。

由於現代人不再使用蹲式馬桶，因此少了一天蹲七到八次的機會。為了彌補這一點，建議可以在晾衣服時做這個運動。

唯一要請各位注意的是，從籃子中取出衣服時的姿勢。請不要彎腰取出衣服，而是要整個人蹲下來拿衣服，再想著使用大腿內側的肌肉，一邊站起來。

有意識地進行這個小動作，可以輕易鍛鍊到大腿內側的肌肉，進而鍛鍊到骨盆底肌群。

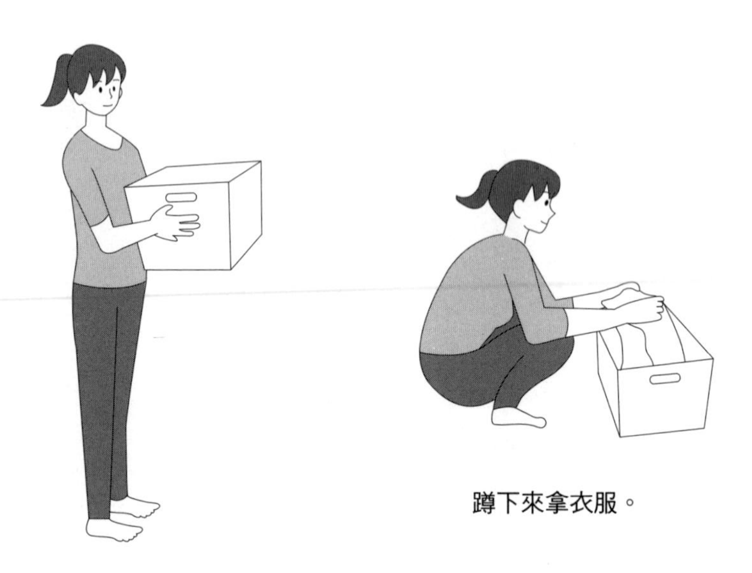

蹲下來拿衣服。

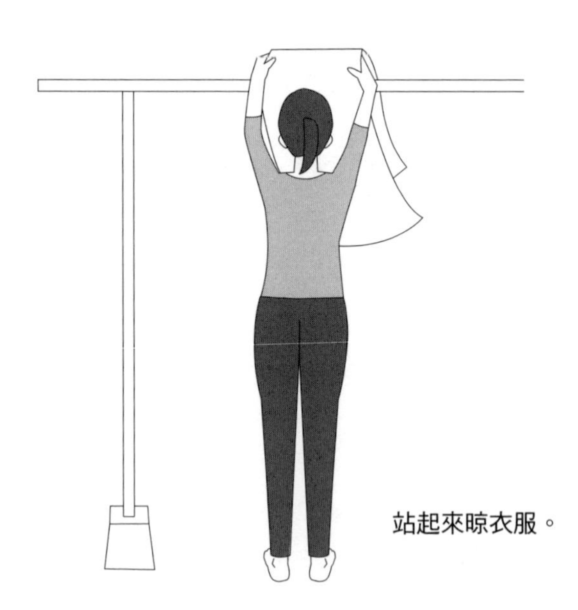

站起來晾衣服。

使用吸塵器時

接著是在使用吸塵器時，一邊鍛鍊深層肌肉。

鍛鍊深層肌肉對於終結漏尿也有幫助。

1. 以慣用手將吸塵器往前滑推出去，同時將同一側的那隻腳大步往前跨。
2. 回到原本的姿勢。
3. 重複1、2一共十次。
4. 換手拿著吸塵器，用另一隻腳重複1、2一共十次。
5. 換地方重複1～4，而且使用吸塵器的時候要一邊想著運用大腿內側的肌肉。
6. 打掃完畢，運動也做完了。

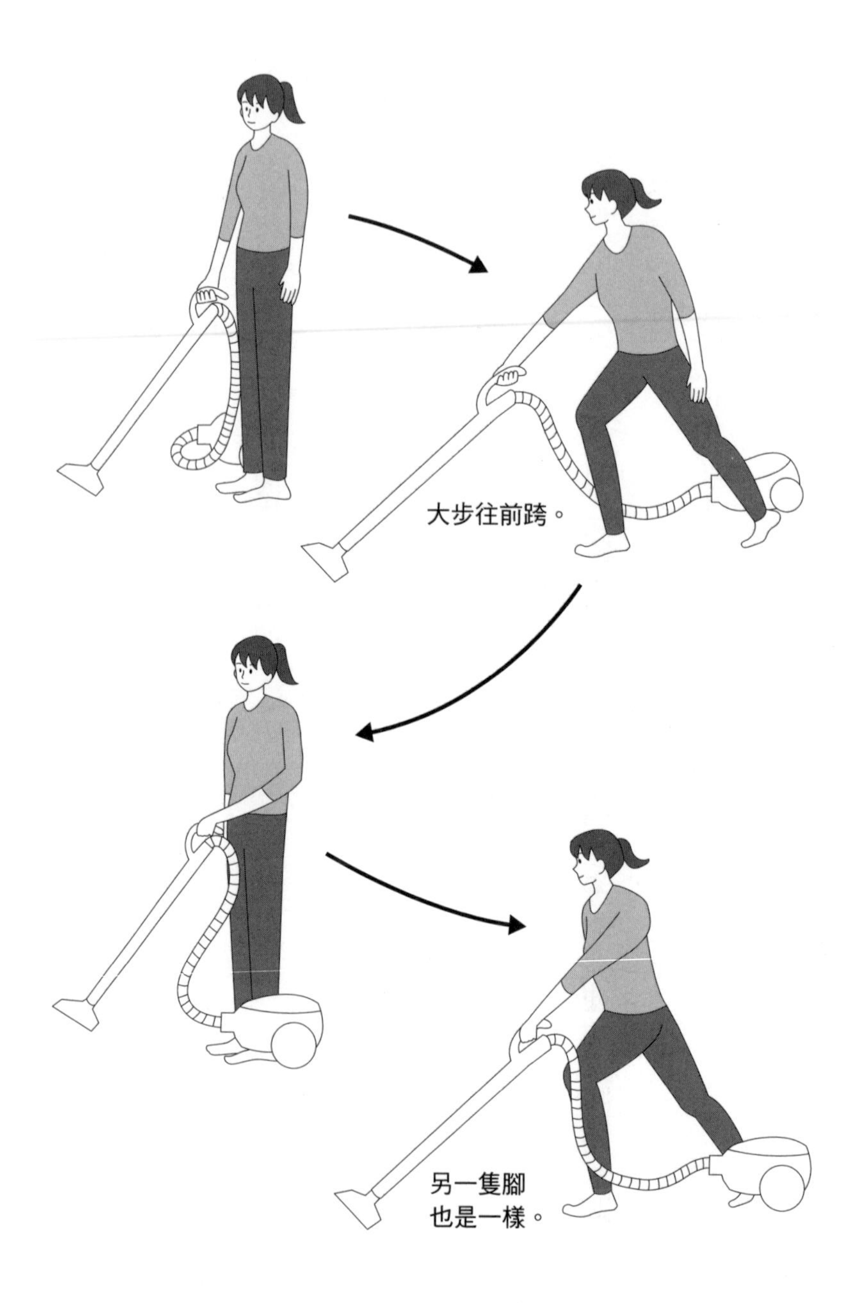
大步往前跨。
另一隻腳
也是一樣。

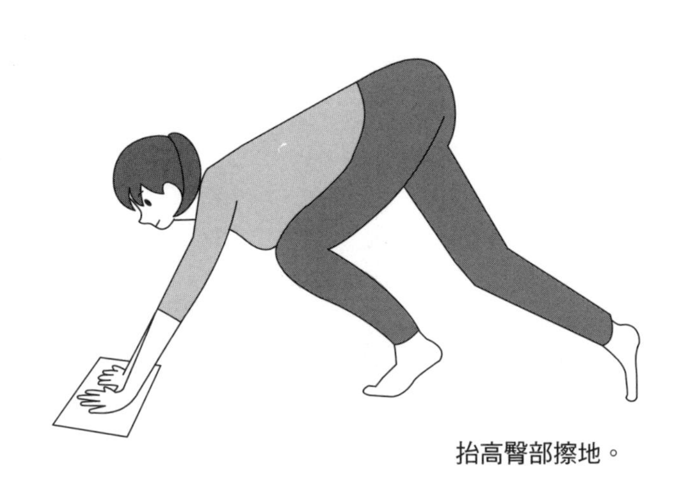

抬高臀部擦地。

用抹布擦地是全身運動

用抹布擦地這個行為，對於肌肉和體力的要求超乎想像。

尤其我所提出的這個方法，**不只是腿部肌肉和髖關節，還能夠鍛鍊到腹肌。**

而這些肌肉可以發揮支撐骨盆底肌群的效果。

除此之外，脈搏也會因為活動身體而加快。

血液循環變好，肌肉活動所產生的熱能就能運送至全身。

然後隨著熱能的移動，將可**間接消**

除導致漏尿的手腳冰冷問題。

1. 用雙手手掌將擰乾水分的抹布壓在地上。
2. 抬高臀部，一步步地前進。
3. 反覆從房間的一端擦到另一端。

✤利用平板拖把鍛鍊側腹

緊實的側腹肌肉能夠確實支撐內臟，減輕骨盆底肌群的負擔。

使用平板拖把時，要想著把手伸到最長，同時扭轉身體。也就是說，重點在於把意識放在伸出去的手，以及將另一側的腳往前跨。

1. 右手拿著平板拖把。

2. 想著盡可能把右手伸到最長，用平板拖把擦地（將左腳大步往前跨）。
3. 縮回右手的同時站直身體。
4. 改變清掃的地方，重複1～3一共十次。
5. 換以左手拿平板拖把。
6. 想著盡可能把左手伸到最長，用平板拖把擦地（將右腳大步往前跨）。
7. 縮回左手的同時站直身體。
8. 改變清掃的地方，重複5～7一共十次。
9. 重複1～8，完成打掃。

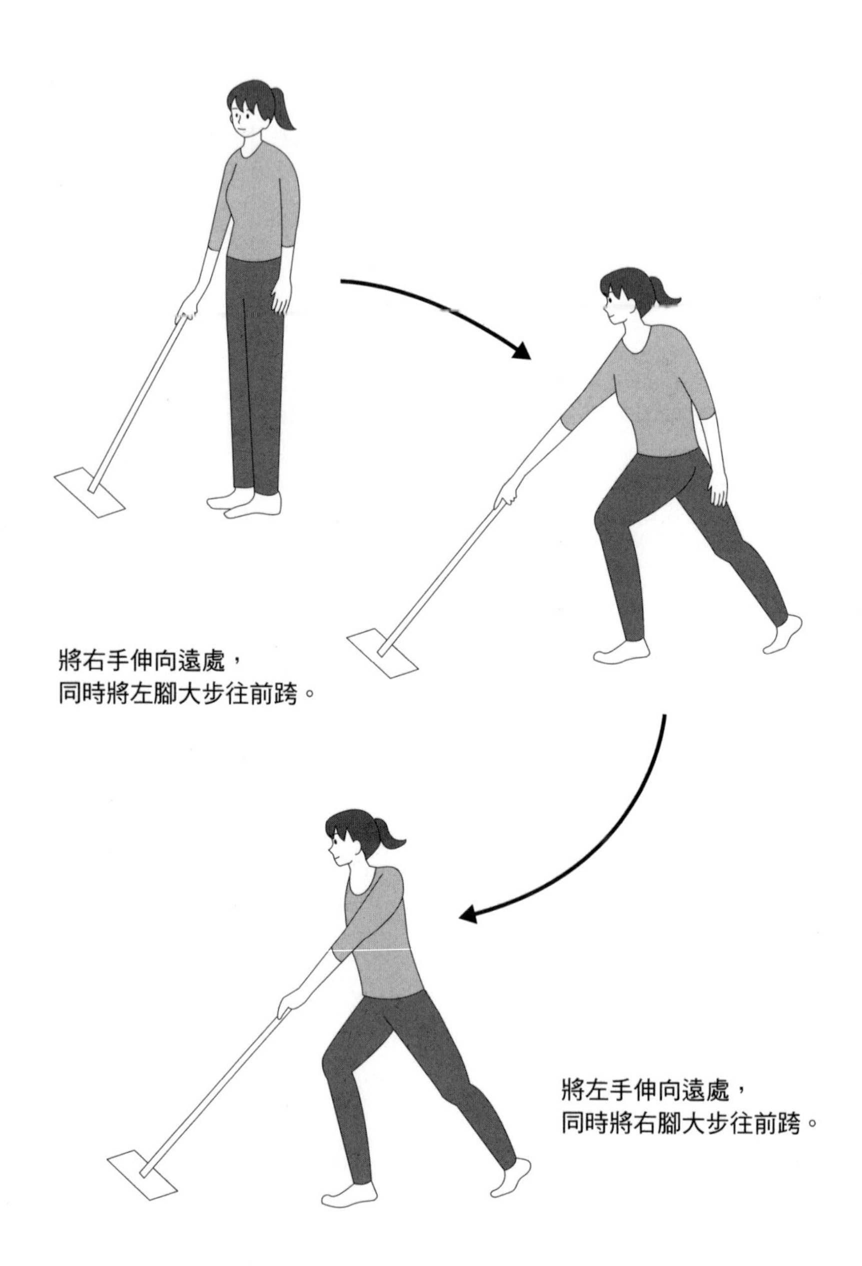
將右手伸向遠處，
同時將左腳大步往前跨。
將左手伸向遠處，
同時將右腳大步往前跨。

✽刷牙時也能做運動

刷牙時一邊踮放腳後跟。

這麼做可以鍛鍊小腿。**從腳底連接到骨盆底肌群的神經會通過小腿。**所以刺激那條神經，可以給予骨盆底肌群刺激，使其活化。

另外，使用號稱第二心臟的小腿，還能促進血液循環，改善手腳冰冷的問題。

1. 進行刷牙的準備。
2. 一邊刷牙，一邊重複踮起、放下腳後跟的動作。
3. 待刷牙完畢，也就是三分鐘後即可結束。

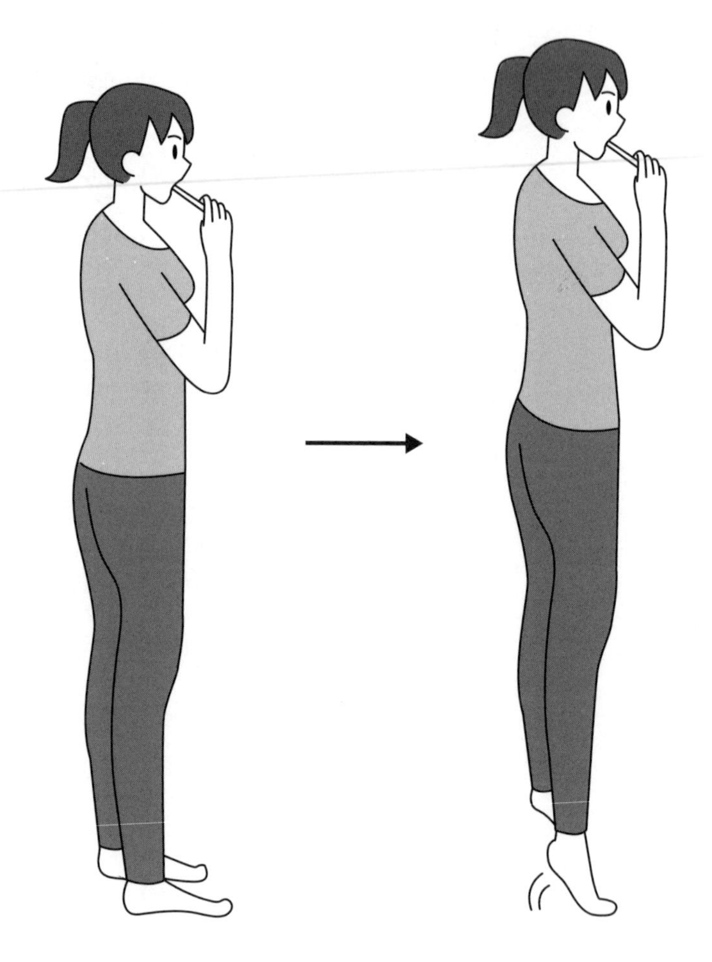

踮起、放下腳後跟。

和服帶來的效果

接下來的這個話題和家事比較無關，不過最近有多少人平日會穿著和服生活呢？我想應該非常少數吧。

和服說起來算是日本的正式服裝，也就是說在現代，和服並非平時會穿的便服。對我來說，和服本來同樣也是平常不會穿的衣服。

可是後來，我因為一點小事開始對和服產生興趣，並且特地去學了怎麼穿和服。於是某一天，我穿著和服度過了一整天。結果你知道隔天發生了什麼事情嗎？令人不敢置信的事情發生了，隔天我居然感到全身肌肉痠痛。

我並沒有特別做什麼激烈的運動喔！我只是穿著和服外出，走了不算太遠的距離，和朋友見面聊天、享用午餐而已。

和朋友道別後，我又到三宮的百貨公司和商店閒逛了一到兩個小時，之後才搭電車回家。

只不過是如此而已，我回家脫掉和服後居然覺得全身肌肉痠痛，而我所能想到的原因就只有和服。

可能是穿上和服後，運用身體的方式和平常穿西式服裝生活時不一樣的關係。

其中特別痠痛的部位，是**大腿內側的肌肉**。

一旦穿上和服，就會變得非常注意裙襬。因為裙襬一亂就不優雅了。為了防止裙襬亂掉，必須時時確實夾緊大腿內側；而且為了保持漂亮的步行姿態，也不能大步、大步地走。

除此之外，也得隨時留意舉止。比方說，穿和服時，各位會怎麼撿起掉在地上的手帕呢？

我剛才也說過，穿和服時為了保持漂亮的儀態，必須小心不要弄亂裙襬。所以撿東西時會把膝蓋靠在一起，然後將膝蓋稍微扭轉到身體的側邊，蹲下來撿拾。當然，在餐廳就坐時和坐電車時也都不能讓膝蓋打開。

像這樣隨時併攏膝蓋，會使用到平時不常使用的大腿內側肌肉，結果當然就會肌肉痠痛了。換個角度想，也就是說穿西式服裝時即便不使用大腿內側肌肉，還是能夠照常生活。

另外，那個肌肉痠痛的感覺是有在使用大腿內側肌肉的結果，這也就表示穿和服是鍛鍊大腿內側內收肌群的大好機會。

先前我已說明過好幾次，活動大腿內側的肌肉可以間接地支撐、鍛鍊骨盆底肌群。

沒錯！就跟各位所想的一樣，最終還能夠終結漏尿的問題！效果真的很棒呢！

我不會勸各位穿上和服，不過**在日常生活中，盡可能留意併攏膝蓋，對於消除漏尿十分有幫助**。

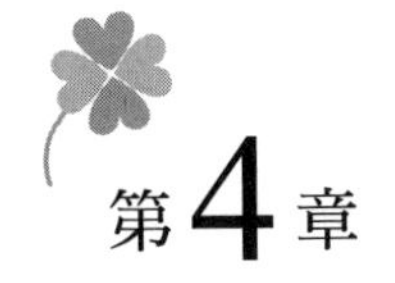

第4章

現在開始也來得及！「正確小便」教學

不可輕忽小便的方式

✽加速骨盆底肌群的鬆弛

我想各位應該已經明白，造成漏尿的最大原因就是「骨盆底肌群」的鬆弛。

位於我們下腹部的內臟（膀胱、子宮、直腸）被保護在骨盆腔中，而支撐那些內臟的是名為骨盆底肌群的肌肉（詳情請參照29頁）。

這個**骨盆底肌群一旦衰弱，內臟就會下垂，壓迫到膀胱和尿道，處於容易引發漏尿的狀態。所以只要腹部因打噴嚏、咳嗽、運動等受到強大的壓力，就會承受不了而產生漏尿症狀**。

骨盆底肌群本來是可以承受壓力，具有牢牢收縮尿道的功能，但由於現代的生活環境很難培養出足夠的力量去承受壓力，再加上骨盆底肌群容易鬆弛，於是就導致漏尿的發生。

不僅如此，**骨盆底肌群的鬆弛還會因為沒有以正確的方式小便而加速。**這件事情雖然在第1章、第2章中也有提過，不過因為很重要，所以我想再說明得更詳細一點。

讀到這裡，我想應該有許多人會懷疑，所謂正確的小便方式真的存在嗎？話說回來，自己的小便方式是對的嗎？

各位會有這樣的疑問，都是因為不知道何謂正確的小便方式。只要了解正確的小便方法，這個疑問自然就會獲得解決。

五個問題

首先，我們先來驗證一下過去普遍採取的小便方式是什麼樣子。

說起來，小便是一種生理現象，是我們打從出生以來，不知重複做過多少遍的事情。

但是，你是有意識地去解小便嗎？應該是從來沒有想太多，單純將其視為生理現象而去做的吧。也就是說，一般程序是只要有了「尿多到快滿出來了，好想小便喔」的想法，就會去廁所解放。

這個過程是沒有特殊意圖的下意識行為。下意識地做這件事情並非壞事，不過，只要試著去意識以前下意識做過的事情，就會有許多令人恍然大悟的發現。

讓我們稍微停下來思考一下吧！

我們是從什麼時候開始，變得能夠憑自己的意志小便呢？應該是從小時候接受如廁訓練，成功戒掉尿布開始的吧。

然而，從那之後到現在，你都是帶著意圖有意識地解小便嗎？還有，那種小便方式具有知識基礎嗎？

接受完如廁訓練之後，未必就表示學會了正確的小便方式，充其量只是變得能夠感覺到膀胱儲滿尿液，知道這時該去上廁所了而已。

換言之，我們依舊停留在無法區別哪種小便方式正確或錯誤的階段。雖然可以感覺到尿意了，知識方面卻依然缺乏。

因此，為了讓各位能夠充分理解，我想先請大家審視一下自己過去的小便方式。

請閱讀以下五個問題，如果描述符合你的情況就在括弧中打勾。

1.（ ）不記得父母有教過你如何小便？
2.（ ）父母在外出前、睡前、上課前都會叮嚀「別忘了先去上廁所」，而你都有確實遵守？
3.（ ）只要有機會，就算不想解尿也會去廁所小便？
4.（ ）一感覺到尿意，就會馬上去廁所？
5.（ ）小便時腹部會用力？

好了，你一共勾選了幾題呢？從勾選的結果，可以看出你平常的小便方式正確與否。

音姬的祕密

儘管好像有些無關，但其實廁所擬音裝置可以當成判斷小便方式正確與否的標準。在台灣可能有很多人不知道什麼是廁所擬音裝置，不過聽到「音姬」二字，可能有些人會恍然大悟。

女性們到日本時，多半都會在外面的廁所見過或利用過「音姬」。

廁所擬音裝置（發出聲響以掩蓋小便聲的裝置）之中，最為人所知的就是「音姬」了。

「音姬」這項裝置的發明，起初是為了環保。在「音姬」出現之前，日本女性們因為不希望小便聲被人聽見，會在上廁所的同時沖水，以掩蓋令人難為情的聲音

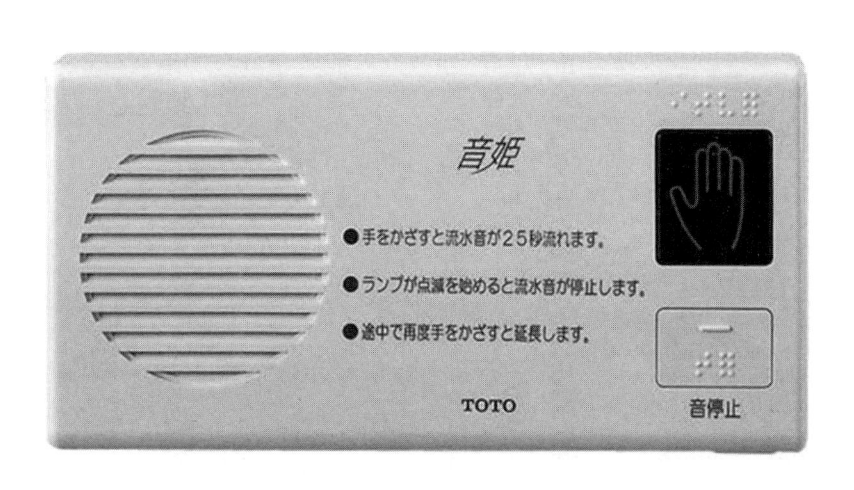

（由此可見日本女性的內斂含蓄）。

但是，這樣的做法會讓用水量增加為原本的兩到三倍，實在太浪費水了。不只是浪費水，水費也會隨之大增。

於是為了節省用水，後來就有了「音姬」的出現。根據一項說法，這對每位女性來說，一年可省下約一百四十萬公升的水呢。

那麼，各位知道音姬一共會運轉幾秒嗎？

據製作者TOTO公司和LIXIL公司表示，他們是實際請公司內的女性監測員測量小便的時間，再另外加上五秒鐘。

於是，音姬的運轉時間被設定為

二十五秒。

其實，音姬隱藏著一個祕密。音姬的功能不只是掩蓋小便聲、節省水資源而已。那個祕密恐怕就連TOTO公司和LIXIL公司也不知道。

它就藏在以女性監測員的實際小便時間為基準，計算出來的「二十五秒」這個數字裡。

那個祕密就是可以憑藉音姬運轉的時間，來判斷你的小便方式是否正確。

說得詳細一點就是，**只要在二十五秒內解完尿，就是正確的小便。如果要花二十五秒以上，那就是勉強擠出來的錯誤小便。**

是哪裡錯了呢？

沒有人教過該怎麼做

其實這五個問題無論勾選哪一個，都表示沒有使用正確的方式小便。我想恐怕有很多人都不曉得這一點吧。

因此，我希望各位務必要改變原有的見解。不過在解說其中的原因之前，我有件事想請問各位，那就是——

「令堂曾經教導過你如何小便嗎？」

我說的不是為了戒掉尿布而進行如廁訓練，或是小便時在一旁「噓～噓～」地出聲誘導。

因為那麼做單純只是為了讓我們對「已經囤積許多尿液」的感覺有所自覺，而不是在教導我們小便的方式。

所謂小便的方式就是——

坐在馬桶上小便時，

要用何種姿勢、在哪裡用力、哪裡不要用力，

應該是教導這類事情才對。

還有，小便所花費的時間長短，可以作為小便方式是否正確的判斷標準（關於這個標準，已經在前面的「音姬的祕密」中敘述過了）。

另外，要在什麼時候，換言之，就是要在何種狀態下去廁所小便，這個判斷標準也很重要。因為事實上，在感覺到尿意的當下就馬上去廁所，實在是過早了一點。

也就是說，**感覺到尿意之後就馬上去廁所小便，這樣的行為會使得膀胱功能下降**（這一點相當重要喔）。我會這麼說，是因為稍作忍耐是讓我們小便時感覺舒服的重點，也是保護身體的正確小便祕訣。

其次，使用坐式馬桶小便時只要特別注意一些地方，也能夠帶來舒適的感受。那雖然只是一點小事，還是希望各位可以多加留意。

總之，我想了解的是，父母有沒有教導過你上述這些事情。

父母沒有教也就罷了，重點是你自己是否知道這些事情。如果你自己也不知道，就表示這些簡單易懂的事情並沒有被當成有用的知識傳達出去。就這層意義而言，也有必要好好確認。

再來，我想從另一個觀點詢問為人父母的各位。你有告訴過自己的孩子什麼是舒服的小便、正確的小便嗎？

你有掌握到應該告訴孩子什麼事情嗎？

還有，你自己小便時有舒服的感覺嗎？

如果你現在腦中冒出許多問號，那麼請當成自己並不知道應該如何小便。

然後我想這應該也代表著，你並沒有徹底教導孩子小便的方法，對吧？

✤全是有害身體的事情

既然各位已經對這一點有了自覺——

那就回到先前的五個問題吧！

之前我告訴過各位「如果描述符合你的情況就在括弧中打勾」，對吧？

1. （）不記得父母有教過你如何小便？

2. （）父母在外出前、睡前、上課前都會叮嚀「別忘了先去上廁所」，而你都有確實遵守？

3.（　）只要有機會，就算不想解尿也會去廁所小便？
4.（　）一感覺到尿意，就會馬上去廁所？
5.（　）小便時腹部會用力？

你一共勾選了幾個呢？

有打勾的項目可能是因為父母這麼說，所以你一直不疑有他地照做，而且如今也已經成為一種習慣。又或者，是為了防止漏尿才那麼做也說不定。

如果單從動機來看，每一項都未必是壞事。但是，站在「有益身體、保重身體」的觀點，其實不管勾選哪一個都會對膀胱或骨盆底肌群造成負擔。

你不覺得這樣完全就是弄巧成拙嗎？

雖然可能只是出於好意，或者不認為是壞事而那麼做，但**這五種行為全是會引發漏尿，或是讓漏尿症狀惡化的行為！**

各位可能會覺得很驚訝，但還是請先姑且接受這個事實。接下來……我將會一一說明那些為何是不好的行為。

使用腹部肌肉是NG行為

問題1

▼不記得父母有教過你如何小便？

關於這個問題，我先前已經說明過了。父母只有透過如廁訓練，讓我們明白想要小便的感覺。

並沒有教導我們正確的小便方式。

接著進入問題2。

▼父母在外出前、睡前、上課前都會叮嚀「別忘了先去上廁所」，而你都有確實遵

守？

這句話是哪個部分對身體不好呢？父母說「別忘了先去上廁所」時，你真的有尿意嗎？你是不是無論有無尿意，都會聽從父母的話去上廁所呢？

以小孩子來說，聽話的行為並沒有不好，反而應該說是理所當然。問題在於即使沒有尿意，還是去廁所小便這件事情。

既然沒有尿意，就表示膀胱裡沒有囤積太多尿液。假使在這種情況下小便，就會使用腹部肌肉的力量把尿擠出來。

而這個行為會對身體造成三種負擔。

其一是為了小便，利用腹部肌肉的力量壓迫膀胱。這麼一來，不但會朝特定方向推擠膀胱，還會使膀胱的一部分承受龐大壓力，其他部分承受的壓力則很小。

結果，膀胱就在受力不均的情況下扭曲變形，而扭曲的膀胱無法正確地小便（我已經在第2章的66頁，利用照片說明過膀胱變形的樣子）。

再來是因為，使用腹部肌肉的力量小便，等於是在提出違反身體機能的要求。

這時，尿液雖然在腹部肌肉的壓力下準備被排出體外，尿道卻會為了不讓尿漏出來而反射性地縮緊。在這個情況下，如果還是要小便，就必須使力來對抗緊縮的尿道。

結果這種強制排尿的行為，也對尿道造成了負擔，一點都算不上是舒服、正確的小便方式。

最後，第三個是勉強讓尿液通過反射性縮緊的尿道，也會對控制尿道的骨盆底肌群造成負擔。

對骨盆底肌群強制施加壓力，等同於自己故意促使漏尿發生。

總結來說，小便時腹部肌肉用力，會為膀胱、尿道、骨盆底肌群帶來負擔，是一個非常不好的行為。

三百毫升最適當

再來是問題3。

▼只要有機會，就算不想解尿也會去廁所小便？

這應該是以前母親曾經這麼叮嚀，才養成的習慣吧。又或者是因為有漏尿的經驗，才會這麼做以防萬一。無論如何，它也是明明沒有尿意卻勉強小便的例子。

如同我在問題2解說過的，這麼做，會讓小便這件事在不知不覺間對膀胱、尿道、骨盆底肌群造成負擔。

然後是問題4。

▼一感覺到尿意，就會馬上去廁所？

一感覺到尿意就去廁所的行為並不好，因為這時，尿液量尚未達到會讓人覺得小便舒服的程度。

說得詳細一點，人們在剛感覺到尿意時，膀胱內大概是囤積了一百五十毫升的尿液。而令人感覺舒服又對身體有益的正確小便，則**最好是在囤積到三百毫升左右時解放**。

其原因有三。

第一個原因是，囤積到三百毫升左右時能夠以正確的方式小便。由於這時膀胱已經被均勻地拉伸開來，只要放鬆，就能利用膀胱想試圖收縮的力量排尿。因為是利用膀胱收縮的力量，腹部肌肉不必施力去擠壓膀胱，小便起來當然就很舒服啦！

第二個原因在於，如果交感神經和副交感神經沒有達到良好的平衡，小便時就不會覺得舒服。

在交感神經的作用下，尿液被囤積在膀胱中。同樣地，膀胱出口的肌肉也會因為交感神經的作用而緊縮，不讓尿液外漏。

這兩者皆非本人的意志所能控制。當尿液囤積到一百五十毫升左右時，膀胱會傳送訊號給大腦，人於是能夠感受到尿意。若尿液量達到約莫三百毫升，則尿意會變得更強。

這時，人可以憑藉自己的意志縮緊尿道，在上廁所前不讓尿液漏出來。到了廁所，放鬆會讓副交感神經活動，進而收縮膀胱，放鬆膀胱的出口。

接著，只要帶著準備排尿的念頭打開尿道、放鬆骨盆底肌群，就能享受舒服的小便了。

第三個原因是，三百毫升的小便有利於**預防膀胱炎**。

膀胱炎這種疾病好發於女性，起因是大腸桿菌等細菌從尿道進入膀胱，而且多半會一再復發。為了預防膀胱炎發生，除了平日必須注意多多攝取水分之外，其實還有一個祕訣。

那就是留意小便的方式。簡單來說，利用尿液將會引發疾病的細菌猛然沖走即可。不過，我所說的「猛然」可不等於用力喔！量才是真正的重點。

為此，一百五十毫升的尿液量有些不足，必須讓三百毫升一次猛然流出才行。所以，同樣也要「以正確的方式小便」。

總而言之，為了用有益身體的正確方式小便，**一開始忍住尿意非常重要。**

骨盆底肌群的大危機！

接著進入問題5吧！

▼小便時腹部會用力？

小便時腹部用力，這個的狀況和問題2一樣，所以也稱不上是正確的小便方式。若要說何者對身體有益，當然是腹部不出力比較好。

那麼，究竟為什麼會產生此種問題呢？那是因為受到母親的話語影響。站在母親的立場，為了避免麻煩的事情發生，也就是為了以防萬一，所以會在出門前叮嚀孩子先去小便。

換句話說，這是父母為圖自己方便而提出的要求。

另外，母親也會在睡前要求孩子去小便，對吧？那句話其實並不是為了孩子好，單純只是為了預防尿床。

而站在孩子的立場，那句話等於是不可違抗的命令，所以即便說出「尿不出來！」、「沒有尿！」之類的話也是枉然。結果，孩子即使沒有想要小便的感覺，還是很努力地用力把小便擠出來。久而久之，這就變成日常生活中理所當然的事情了。

不僅如此，即便真有十足的尿意，還是有可能基於習慣讓腹部用力。但是說真的，這並不是正確的小便方式。

我再重複一次，**錯誤的地方在於腹部用力，靠著擠壓膀胱把尿擠出來。**

受到擠壓的膀胱會變形，假使為了擠出尿液而對膀胱施壓，膀胱的出口就會為了不讓尿液外漏而緊縮。如果違背這項身體機制，繼續利用腹肌施加壓力，尿雖然會因為壓力升高而排出，但同時骨盆底肌群也會被往下推。

這種情形一旦在日常生活中反覆上演，**將會導致骨盆底肌群鬆弛、變長或斷裂。**當然，這對骨盆底肌群而言是相當嚴重的傷害。

舒適的如廁時間

順暢小便的重點

那麼，什麼樣的小便方式才正確呢？

首先，從問題1我們可以了解到一件事，那就是「缺乏小便的正確知識真的對我們很不利」。

而且從先前的內容，我們可以發現到好幾個不正確的行為。

問題2、5中，小便時腹部用力的行為。

問題3中，明明沒有尿意卻小便的行為。

問題4中，在囤積足夠、也就是三百毫升左右的尿液之前就小便的行為。

若再進一步追究，問題3和問題4其實也會發生小便時腹部用力的問題。而這樣的小便方式非但無法確實發揮膀胱的功能，還會讓膀胱扭曲變形。

這些都是非常需要注意的重點。因為以錯誤的方式小便，會對膀胱及骨盆底肌群造成負擔。換言之，只要除去這些行為就是正確的小便方式。

那麼，正確的小便應該要依照何種程序進行呢？

1. 一開始感覺到尿意時，膀胱內尚未囤積足夠的尿液，因此請稍微忍耐一下。
2. 忍耐幾次之後會頻繁地感受到尿意，這時如果沒法再忍了就去廁所吧！
3. 坐在坐式馬桶上或蹲在蹲式馬桶上以後，讓腹部的肌肉（不可以用力）放鬆，全身都不要出力，好好感受小便帶來的舒適感。
4. 擦拭乾淨就結束了。

產生舒適感

小便時腹部不出力會發生什麼事情呢？

囤積尿液時膀胱會變得柔軟，以容納、囤積許多尿液（小便時腹部用力會讓膀胱變形，而變形的膀胱無法容納許多尿液）。

其次，尿液的出口能夠努力縮緊，不讓尿液漏出來。準備解尿時膀胱會收縮，尿液的出口則會打開，而坐在廁所馬桶上放鬆可有助於創造出這個狀態（這個**「放鬆」正是讓小便正確舒適的關鍵**。因為在此狀況下，副交感神經能夠發揮作用，而且能夠放鬆就會產生舒適感）。

另外，在這個無法憑意志力控制的尿液出口的前方，還有一個可以憑意志力控制小便的地方。只要有意識地收縮這個地方，就能讓尿液在抵達廁所之前不會漏出來。

其實，能夠有意識地進行控制、不讓尿液外漏的這條肌肉，就是骨盆底肌群。但是因為要憑感覺去掌握它並不容易，所以我才會透過本書推薦更簡單的方法給大家。

一如我之前在運動章節的敘述，即便感覺不到骨盆底肌群，我們還是可以透過鍛鍊其他部位的肌肉來有效防止漏尿的發生。而其中的代表，就是**大腿內側的肌肉**。

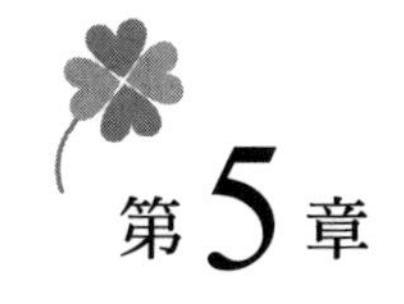

第5章

重返年輕，或是繼續衰老

姿勢——自然而然變好

背部挺直

在之前的章節中，我提到可以藉由鍛鍊大腿內側肌肉來刺激骨盆底肌群，終結漏尿的症狀。

「利用蹲下運動，透過大腿內側肌肉來鍛鍊骨盆底肌群」這個方法，其實對女性有另一個更令人開心的效果，那是什麼呢……？

比方說，電視上的女演員、女藝人、模特兒、女主播坐在椅子上的樣子看起來很漂亮吧？

請仔細觀察她們是哪裡看起來漂亮。

只要仔細觀察，就會發現她們的背挺得很直，而且兩腳膝蓋緊緊靠攏；穿著高跟鞋的細腿則會往左或往右延伸，強調出雙腿的纖長。

這個姿勢她們做起來看似輕鬆愜意，但其實也是因為她們有在鍛鍊大腿內側肌肉及與其相連的肌肉才辦得到。

話雖如此，這個姿勢也不是只有女演員才能做到。只要花時間不斷嘗試這個姿勢，大腿內側肌肉就會逐漸被鍛鍊得很有力。

屆時，就不會覺得這個「靠攏膝蓋、把腿往旁邊延伸」的姿勢很辛苦了。

另外，也多虧從「蹲姿」站起身體時使用到的背部肌肉，讓我們能夠挺直背部。換句話說，這個漂亮的姿勢也是源自於「蹲下」。

體型——比例勻稱

胸、腹、腰變得曲線分明

這一點對女性而言，應該是十分令人開心的效果吧。

實際嘗試過這套蹲下運動的人，提出了以下感想。

＊六十多歲女性　東京都

年輕時我並不喜歡活動身體，但是現在的我很享受活動身體的感覺。在運動的過程中，教練會在一旁幫忙確認我的姿勢，有一段時期，我甚至曾經一天做多達兩百個深蹲。

★「一天蹲十次」運動的實行感想

「蹲下」運動真的很不錯！無論何時、何地都可想做就做，而且不用依靠教練，自己一個人就能進行。不僅如此，不會對身體造成負擔也是一大優點。

試過之後讓我感到驚訝的是，現在我就算不特別注意，背肌，也就是整個背部也會挺得很直。另外，因為上半身是放鬆、不用力的狀態，所以也不會傷到腰。這個運動除了對下半身很好之外，似乎對於訓練雙腿後側的膕繩肌和腹肌也很有效。而且這套運動還能讓容易隨年齡增長變得僵硬的腳踝保持柔軟，我覺得真的很棒！

這位女性表示，她確實感受到「體型重返年輕」的前提條件。只要日積月累地鍛鍊，就能收到體型恢復年輕的成效。

而且鍛鍊大腿內側的肌肉，對於消除突出的小腹也有很大的功效。

說起來，在人體之中，裡面藏著內臟的腹部堪稱是毫無防備的部位。讓我們來和胸部做個比較吧！

胸部不僅受到肋骨、胸骨的保護，也受到鎖骨、肩胛骨及其他骨頭的守護。然而，腹部卻沒有受到任何骨頭的保護，只有肌肉包圍著內臟而已。胸部和腹部的構造差異，正是容易形成小腹的主因之一。

另外還有一個原因是，腹部肌肉和骨盆底肌群在完成懷孕生產這項艱鉅的任務之後，會變得非常衰弱，結果導致無法支撐內臟，小腹也因而突出。

所以，能夠同時鍛鍊到大腿內側和背部肌肉的「蹲下」動作，是可以輕鬆有效地消除小腹的超簡單運動。

只要鍛鍊大腿內側肌肉，骨盆底肌群也會跟著受到鍛鍊，進而建構起能夠強而有力地支撐腹部內臟的肌肉。這一點，我想大家應該都已經了解了。

有了肌肉支撐，原本往前彎的身軀就會漂亮地挺直，腰部也將變得緊實起來。

拒絕變成大嬸體型

你是不是也隱約感覺到，腰部緊實與否正是大嬸體型和小姐體型的分界線呢？

可是我想應該有許多人都很苦惱，不知該從何下手解決吧……。

答案簡單明瞭，就是先前我所推薦的「用臀部走路」運動（參照91頁）。用臀部走路除了可以鍛鍊大腿內側肌肉和骨盆底肌群外，也能鍛鍊到腰部和腹部一帶的肌肉。

要將單邊臀部抬起，就必須使用到側腰的部分，於是腰部將變得緊實，體型也隨之恢復年輕。

同時也有臀部變緊實、姿勢變好看這些令人開心的作用。

另外，「蹲下」這個動作還有更令人心花怒放的功效。

由於蹲下會使用到下半身的大肌肉，所以會消耗許多能量，自然也就能夠減肥，甚至讓你重返苗條的體型！

健康——血液循環和代謝變好

手腳冰冷和肌膚問題也解決了

鍛鍊大腿內側肌肉之所以會讓血液循環變好，是因為刺激大腿內側的肌肉能夠輕鬆活化骨盆底肌群。

於是，與骨盆底肌群相連的肌肉也就跟著活躍起來。

一旦肌肉變得有活力，加上因為常動而使肌肉量增加，就會刺激到通過肌肉的血管，使得血液循環在這樣的連鎖反應下逐漸變好。

另外，藉由鍛鍊大腿內側的肌肉間接強化骨盆底肌群，還能夠使骨盆回歸正位，讓人可以更順利地控制肌肉。如此一來，下半身的代謝也會提升，不僅大腿和小腿的浮腫現象消失，甚至還會產生減肥的效果。

血液循環變好之後，手腳冰冷的狀況也會很快地消失。身體變溫暖會讓免疫力上升，也比較不容易感冒。

另外，肌膚乾燥、皺紋等問題也會漸漸消失不見。

知道有這麼棒且令人開心的效果之後，真的會讓人覺得非鍛鍊大腿內側的肌肉不可呢！

只要「蹲下」就能產生這種效果，真是太棒了！

偷懶所造成的悲慘結局

也有這樣的風險

在此之前，我們已經介紹過漏尿的原因和終結漏尿的運動，也知道鍛鍊大腿內側肌肉會有什麼意外的好處。

接下來，就讓我們用和先前相反的觀點來思考漏尿這件事情吧！

我想告訴各位，如果把漏尿當成是年齡增長所造成的不可逆的衰老現象，就這麼置鬆弛的骨盆底肌群於不顧，之後將會產生何種風險。

該怎麼說好呢？有的人可能會心想，骨盆底肌群會衰老鬆弛是因為年紀大了，這是沒辦法的事。既然如此，也只好接受身體會隨年齡增長而逐漸衰退這件事情。況且市面上還有漏尿墊、漏便墊等各式各樣方便的產品，似乎不需要過於操心。

不不不，不可以就這樣屈服於現實，這樣太危險了。至於為什麼危險……。

是因為如果就這麼讓骨盆底肌群衰弱下去，將會發生令人困擾的事情。

之前我曾提過，骨盆底肌群這條肌肉是骨盆底部的吊床，其功能是負責支撐內臟。

在身負這項任務的骨盆底肌群上，女性會有三個洞，男性則只有兩個。我想各位應該明白為什麼數量上會有差異吧。

而這一點非常重要。女性因為洞的數量較多，骨盆底肌群的構造比男性來得細緻，因此需要更細膩的鍛鍊。

那三個洞從前方開始依序為尿道、陰道、肛門。如果一個人受漏尿所苦，那麼可以合理推測同樣位在骨盆底肌群上的陰道、肛門也會受到影響。也就是說，**漏尿只是初期的困擾。若是繼續照現狀對骨盆底肌群置之不理，之後有可能會演變成連肛門也鬆弛了。**

而那可能會招致漏便這樣的結果。漏便……無論是心理上還是身體上，想必都會帶給人比漏尿更大的創傷吧（雖然市面上也有漏便墊這樣的商品，但基於和漏尿墊相同的理由，所以並不建議使用）。

非但如此，陰道開始鬆弛之後，還有可能引發骨盆內臟脫垂。

骨盆內臟脫垂分成（1）尿道脫垂、（2）膀胱脫垂、（3）子宮脫垂、（4）小腸脫垂、（5）直腸脫垂這幾種。

儘管名稱不同，但症狀都一樣，也就是各個內臟掉落至陰道。而其原因正是陰道鬆弛的緣故。

❀不可錯過最初的警訊

為了讓各位對骨盆內臟脫垂有更清楚的認識，我想請大家想像一下裝在塑膠軟管中的番茄醬。

假如把蓋子打開倒放，然後擠壓瓶身的部分，番茄醬會發生什麼事呢？因為蓋子是打開的，不用說，番茄醬當然會掉下來。而這就是當骨盆底肌群衰弱時，會發生在骨盆內臟身上的事情。

尤其如果小便時腹部用力，或是因為便祕而用力如廁，就更會壓迫到從上方掉落下來的內臟。

也就是說，那麼做就跟擠壓瓶口向下的番茄醬是一樣的。

番茄醬的瓶身上方雖然也會受到擠壓，但是瓶子的底部會擋住（以身體來說就是橫膈膜）。然而下方的蓋子（以身體來說就是骨盆底肌群）如果是開的，番茄醬就會掉下來。

各位應該可以理解其中的因果關係吧？簡言之，骨盆底肌群若沒有發揮支撐的功能，骨盆內臟就會掉下來。

一旦發生這種狀況，就連走路時都會感覺到雙腿之間有異樣，整個人因而顯得心神不寧。

即便去上廁所，也會有殘尿感和殘便感。尤其隨著時間來到下午，那種不舒服的感覺會越來越明顯。這是因為，番茄醬的瓶身（身體的軀幹部分）一直都在蓋子（骨盆底肌群）打開的狀態下倒放，所以各位應該可以想像得到，番茄醬（骨盆內臟）會從早上起床開始，在地心引力的作用下逐漸往下掉落。

骨盆內臟脫垂……這種症狀雖然從外觀上看不出來，但就如同我先前所言，會嚴重影響到患者本人的生活品質。

若是每天都得面對接踵而來的各種不方便，以及生理上的不適感，那樣實在稱不上是舒適的生活。

漏尿正是提示我們骨盆底肌群及各種肌肉已經開始衰弱、退化的警訊。

現在馬上就透過大腿內側的運動好好鍛鍊吧！**如此一來，即使到了八十歲，還是可以隨心所欲地活動、走路，就連漏尿的症狀也能徹底消除。**

漏尿並不是一件可恥的事情，完全不需要為此感到難為情，因為它是提醒你肌肉已經開始退化的重要警訊。

肌肉退化只要利用「蹲下」這個超簡單的方式，付出小小的努力即可克服。尤其只要不放過最初的小小警訊，更可以輕易地解決所有問題。

你是否在明白這一點之後，也想著手克服不足之處呢？事實上，克服不足之處正是引領我們重返年輕的途徑。

漏尿、漏便、骨盆內臟脫垂，這三種症狀都是源於骨盆底肌群。話雖如此，只要在漏尿階段妥善處理，就能避免進入下一階段的漏便，甚至是骨盆內臟脫垂。

那麼，就讓我們一起用超簡單的鍛鍊法著手預防吧！

從此展開「蹲下」的生活

✿悄悄到來的衰老

雖然我在第2章的生活型態中也有提到，不過為了讓各位牢記「蹲下」的重要性，接下來我還是說明一下蹲式馬桶和蹲下之間的關係。

以前日本的馬桶都是蹲式馬桶，所以不用說，日本人只要去上廁所一定是採取蹲姿。這一點和西式的坐式馬桶截然不同。

而兩者對身體帶來的影響有極大的差異，因為蹲式馬桶一直悄悄地在日常生活中幫助人們使用、鍛鍊非常重要的肌肉。

然而進入二十世紀之後，坐式馬桶來到了日本。它變得廣為人知是在一九六〇年左右，因為當時坐式馬桶成為日本公營住宅社區內的標準配備。這件事情對於因膝蓋不適，以致使用蹲式馬桶有困難的人來說，是個大好消息。

因為他們只要坐下即可，不必強迫膝蓋工作就能如廁。基於這個原因（雖然這個優點其實是對身體有害的雙面刃……），一九七七年坐式馬桶的銷售額超越了蹲式馬桶。

這件事情代表著什麼意義呢？那就是人們逐漸脫離蹲下如廁的模式，轉而變成坐著上廁所。也因為如此，人們一天當中「蹲下」的次數減少了。

另外，從坐在榻榻米上生活變成坐在椅子上生活，也讓日本人變得很少有蹲下的機會。

比方說吃飯時，以前都是坐在榻榻米上，在矮桌前用餐。這時通常是跪坐或盤坐在桌前，但不管採用哪一種方法，都必須通過蹲下的狀態。以前的日本人連在這種時候也會蹲下！

然而，坐在椅子上的生活則是在餐桌旁用餐，也就是只要坐下就好，不需要蹲下。這一點也使得「蹲下」的機會減少許多。

看到這裡，各位應該了解「坐下」和「蹲下」的差別非常大了吧。「蹲下」是很重要且寶貴的行為。

「坐下」和「蹲下」的差異，在於**坐下只使用肌肉到一半，蹲下則是徹底使用肌肉到最後**。換句話說，兩者使用身體的方式截然不同，而這個差異，也關係到沒有被使用到的肌肉將逐漸退化。

還有一點希望各位注意的是，除了上述差異所帶來的退化之外，**隨著年齡增長產生的退化**也不容忽視。這兩種退化會在不知不覺間悄悄到來。

現在不會對日常生活造成妨礙是很好，但其實退化正悄悄地朝你我逼近。也就是說，許多事情會一點、一點地變得越來越難做到。

在此要特別提醒各位，由於其中的差異十分細微，因此一般人很難察覺那細微的差異就是退化的症狀。

而且即便察覺到自己退化了，很多人也會像「得過且過」這句成語一樣，當作沒有發生過。

我所體驗過的紅燈

我就來說說我自身的經驗，作為那個「當成沒發生過」的典型範例吧。當時我明明在旅行途中遇到一件事情讓我清楚意識到身體的退化，但是一回到日常生活，我就把那個經驗完全拋諸腦後了。

大約十年前，我去了一趟出羽三山。出羽三山指的是山形縣的月山、羽黑山和湯殿山。

那年夏天，我參加了一個在三天兩夜內爬完這三座山的修行之旅。

說起我為什麼會有自信參加那次的修行之旅……是因為在那之前我每次去神戶的三宮，到處走上一整天簡直就是家常便飯。而且我在前往出羽三山之前，也有進行相當程度的鍛鍊，不對，應該說是我自以為有進行鍛鍊。於是，我毫不猶豫地參加了。

但是在第一天走下月山的途中，我的雙腿突然就變得無法往前踏出去，而原因是因為腿後側的肌肉鍛鍊不足。

仔細想想，我以前也有過登山的經驗。當時我並沒有特別鍛鍊身體，卻還是能夠輕鬆地爬完回來。

就是因為有那樣的經驗，我完全沒想到雙腿無法往前踏出的事情會發生在自己身上。

最後多虧嚮導山伏先生的幫忙，沒法下山的我才總算安然爬完出羽三山……。這件事情照理說很清楚地顯示出我的肌肉衰弱，但有過如此慘痛經驗的我，回家之後……卻沒有開始去健身房運動。

因為一旦回到日常生活，即便腿後側稍微無力也不會造成任何妨礙嘛！

如今，我身上已開始亮起各式各樣和退化有關的紅燈，因此現在就有持續上健身房鍛鍊身體。儘管如此，偶爾還是會出現讓我深感身體鍛鍊不足的瞬間。

這種意想不到的、起因於鍛鍊不足的紅燈，除了漏尿以外，也會在日常生活中的各種場面亮起。可是，人們卻經常忽略這個身體所發出的警訊，結果使得肌肉陷入危機。

結語

讀到這裡，你應該很清楚不能用漏尿墊蒙混漏尿的問題，以及確實接收身體所發出的警訊有多麼重要了。

我想你應該已經明白將那些警訊視為身體肌肉正在衰退有何意義，而且是何其重要的事情。

即便你正為漏尿所苦，只要從現在開始，為了骨盆底肌群好好鍛鍊大腿內側肌肉，它們必定會有所回應，確實發揮支撐骨盆底肌群的作用。

肌肉會誠實回應你我所付出的努力。讀完本書之後，請在每天早晚及想到的時候進行「蹲下」運動，好好鍛鍊自己的大腿內側肌肉吧！

一開始做運動時，別忘了用手幫忙支撐自己的腿部肌肉喔！

只要依循這樣的道理勤加鍛鍊，就能終結漏尿、避免骨盆內臟脫垂，從此以後舒適無憂地活出自我。「活出自我」是關鍵詞！請各位好好珍惜這句話和自己！

讀到這裡，我想你已經十分清楚光靠漏尿墊這個方法無法真正解決漏尿問題。漏尿是身體肌肉開始退化所造成的結果。首先，請先從進行這個「超簡單」的鍛鍊方法，一天蹲十次開始吧！

最後，櫻花舍的古屋信吾先生、豬俣久子小姐在本書的出版過程中，給予我許多體貼的關照，對此我由衷地感謝。

山田典子

◆參考資料
《死ぬまで歩くにはスクワットだけすればいい》小林弘幸（幻冬舍）
〈骨盤底筋収縮時の肢位が骨盤底挙上量に与える影響〉牟田奈央
http://www.hs.hokudai.ac.jp/pt/thesis/file/2013/muta.pdf

【作者簡介】

山田典子

日本東京都出生。東京學藝大學教育學系畢業。整體師，「Spiral Therapy蘆屋」負責人。自小學五年級得知指壓這項技術以來，至今已研究人體將近五十年。本身在五十多歲時受到應力性尿失禁症狀所苦，靠著本書中的方法，僅僅兩週就痊癒了，之後便以推廣「終結漏尿鍛鍊法」為人生職志。以Spiral Therapy（身體調理）治療師的身分，在兵庫縣蘆屋和東京為客人服務。

Originally published in Japan in 2019 by
SAKURASHA PUBLISHING CO., LTD.
Chinese translation rights arranged through TOHAN CORPORATION, TOKYO.

終結漏尿的鍛鍊法

1天蹲10次，2週就能徹底改善！

2019年12月20日初版第一刷發行

作　　者　山田典子
譯　　者　曹茹蘋
副 主 編　陳正芳
發 行 人　南部裕
發 行 所　台灣東販股份有限公司
　　　　　＜地址＞台北市南京東路4段130號2F-1
　　　　　＜電話＞(02)2577-8878
　　　　　＜傳真＞(02)2577-8896
　　　　　＜網址＞http://www.tohan.com.tw
郵撥帳號　1405049-4
法律顧問　蕭雄淋律師
總 經 銷　聯合發行股份有限公司
　　　　　＜電話＞(02)2917-8022

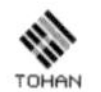

國家圖書館出版品預行編目資料

終結漏尿的鍛鍊法：1天蹲10次，2週就能徹底改善！/ 山田典子著；曹茹蘋譯. -- 初版. -- 臺北市：臺灣東販, 2019.12
166面；14.7×21公分
譯自：しゃがむだけ！尿もれ解消法
ISBN 978-986-511-196-0 (平裝)

1.泌尿生殖系統疾病　2.健康照護

415.8　　108018616